FRANZISKA VON AU

HANF

Für Schönheit, Heilung und Ernährung

HANS-NIETSCH-VERLAG

Inhalt

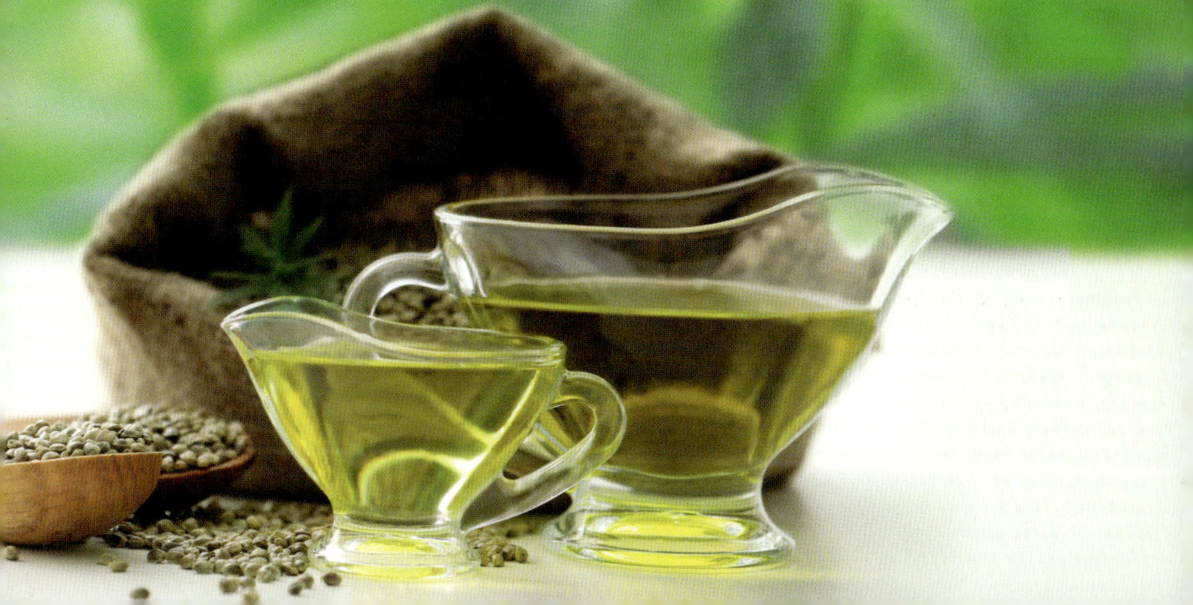

Einführung

Können Sie sich vorstellen, dass eine höchst offizielle Regierungsbehörde in unserer Zeit der Bevölkerung in einem heiteren Comic-Bilderbuch nahelegt, sie möge Hanf anbauen? Wohl eher nicht, oder?! Doch aus genau einem solchen Büchlein, in Versform verfasst und mit lustigen Zeichnungen, stammen folgende Worte:

So ist uns Hanf kein fremder Gast.
Man pflanze ihn, wohin er passt.
Doch sei, soll der Ertrag genügen,
die Vorbereitung richtig gediegen.
Der Hanfbau ist gewiss nicht schwer,
jedoch geht er nicht neben ihr.
Du musst ihn, soll er dich erfreuen,
wie jede andere Frucht betreuen!
(aus: *Die lustige Hanffibel*, Reichsnährstand Berlin 1942)

Die lustige Hanffibel wurde während des Zweiten Weltkriegs vom Reichsnährstand in Berlin herausgegeben. Sie sollte „*in bewegter Zeit*", wie es damals von offizieller Seite hieß, „*in lustiger, aber eindringlicher Form die Zweifelsfragen des Anbaues klären und eine alte Kultur des Niederungsmoorbodens zu neuer Blüte bringen*". Die deutschen Bauern sollten sich (wieder) verstärkt dem Hanfanbau widmen, nachdem er nur einige Jahre zuvor verboten worden war. Der Grund für die erneute Freigabe des Hanfanbaus war, dass Rohstoffe knapp wurden und sich aus Hanf beispielsweise extrem haltbare Uniformen herstellen ließen. Und da besann man sich darauf, dass diese Pflanze ja ausgesprochen nützlich und vor allem enorm vielseitig ist.

Bis vor nicht allzu langer Zeit ...

Es ist tatsächlich nicht lang her, dass Hanf in ganz Europa angebaut und genutzt wurde. Zwar wurde er im Deutschen Reich 1918 nur noch auf knapp 5500 Hektar Land kultiviert, in Italien hingegen waren es 1913 noch etwa 100.000 Hektar. In manchen italienischen Regionen, wie etwa der Emilia und dort besonders in der Gegend um Ferrara, belegte Hanf über 10 Prozent der gesamten landwirtschaftlichen Anbaufläche. Zu jener Zeit wurde kein Gedanke daran verschwendet, dass man Hanf verbieten müsse, weil sich daraus Rauschmittel gewinnen ließen.

Ihn zu verbieten, auf die Idee kam man in Deutschland erst im Jahre 1929. Und das hatte weniger gesundheitliche Hintergründe – es ging also nicht so sehr um Bedenken, dass Hanf als berauschende

HANF

Für Schönheit, Heilung und Ernährung

Droge verwendet werden könnte –, sondern knallharte wirtschaftliche Ursachen. Hanffasern wurden mehr und mehr von den importierten und deutlich günstigeren Sisalfasern verdrängt. So wurde es beispielsweise für die Bauern in Südwestdeutschland wesentlich rentabler, Tabak anzubauen, und damit ging dort der Hanfanbau zurück und kam bis zum Ersten Weltkrieg praktisch zum Erliegen.

Bis dahin war Hanf überall in Europa ein wichtiges landwirtschaftliches Produkt. In Deutschland wurde Hanf von alters her in Bayern und am östlichen Ufer des Oberrheins, später in Brandenburg, Mecklenburg und Pommern angebaut; auch in der Norddeutschen Tiefebene bei Oldenburg und in Schlesien etablierte er sich.

Im Jahre 1884 konnte man in *Merck's Warenlexikon* über den deutschen Hanfanbau lesen: „*Hanfbau kommt in vielen Gegenden Deutschlands vor, aber nicht immer für den Handel, sondern nur für den eignen Bedarf an Garn und Geweben. Die beste spinnbare Handelsware kommt als rheinischer Hanf aus den Oberrheingegenden, Baden, Elsass, Rheinpfalz. Die Täler des Schwarzwaldes produzieren ebenfalls ansehnliche Quantitäten für*

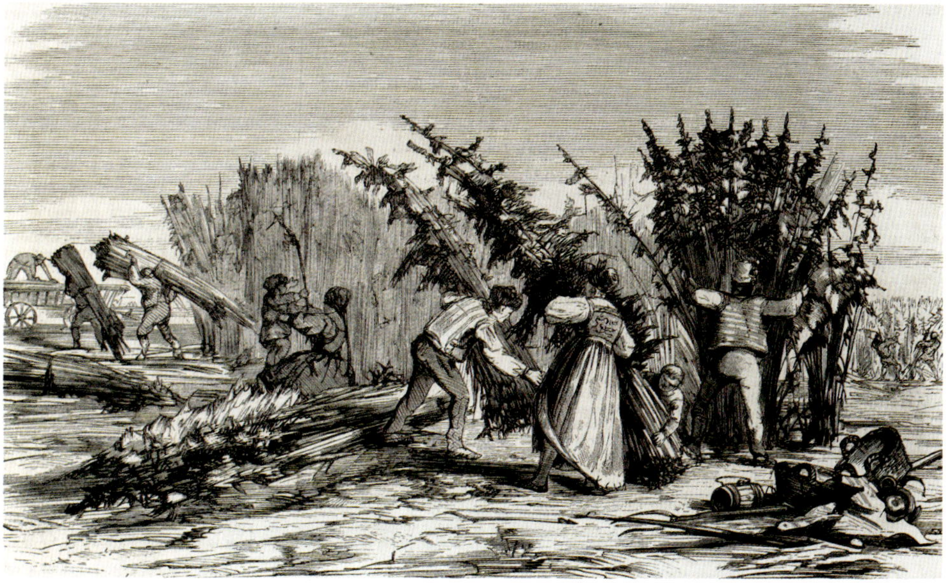

Männer und Frauen bei der Hanfernte am Rheinufer im 19. Jahrhundert

Wofür man Hanf verwendete

Der „ganz normale" Nutzhanf, den man damals anbaute, wurde nicht als Rauschmittel, sondern für andere Zwecke verwendet, wie *Die lustige Hanffibel* am Beispiel des Hanfseils beschreibt:

Wer Wäsche seilt bei Wind und Wettern,
wer mit dem Bergseil hoch will klettern,
wer weben will und feste binden,
wer segelt unter starken Winden,
wer mit dem Tau am Kai hantiert,
wer mit dem Strick den Bullen führt,
wer Pferde muss mit Lasso fangen,
wer will, dass Fisch' im Netze hangen,
wer mit dem Schlauch bekämpft die Brände,
wer baumelt an des Schwimmgurts Ende,
wer auf Strickleitern klettert steil,
wer tanzt und turnt hoch auf dem Seil,
wer in dem Boxring, arg zerhauen,
sich retten muss zu Seil und Tauen,
wer abseilt tief in finstre Schächte –
der nehme nur die Hanfgeflechte!

den Handel. Die Handelsplätze, welche das Produkt des Südwestens versenden, sind Freiburg im Breisgau, Straßburg, Heidelberg, Mannheim, Mainz, Frankfurt a. M. Was in Westfalen, Hannover, Thüringen, der Lausitz, im Württembergischen etc. erbaut wird, bildet keine Ware des großen Verkehrs, sondern dient dem eignen Konsum."

Und in *Meyers Konversations-Lexikon 1885* stand geschrieben: „*In Deutschland wird Hanf hauptsächlich im Elsass, in Baden (Kork, Emmendingen), Rheinbayern, im Rheinland und in Thüringen gebaut ... Versponnen wird der Hanf hauptsächlich in Schwaben und Baden, während in Westfalen, im Kasseler Bezirk, im Hannöverschen im Kreis Osterholz, im Osnabrückschen sowie in den Hansestädten Seilerwaren und Segeltücher dargestellt werden ... Im Badischen und Elsass unterscheidet man Schuster-, Spinn- und Schleißhanf. Ersterer ist die wertvollste Qualität; der Spinnhanf ist weniger weiß, und es wird aus diesem noch der Schleißhanf aussortiert. Auf dem Königsberger Markt bildet der Reinband die beste Sorte, sehr rein, aber etwas stark von Faden. Minder fein und rein ist der Schnitthanf, immerhin aber noch ziemlich gleichwertig dem Rigaer Reinhanf.*"

Merck's Warenlexikon informiert auch über den Hanfanbau im Ausland: „*In Belgien wird Hanfbau stark betrieben ... wogegen Englands eignes Erzeugnis nur unbedeutend ist. ... Russland bringt bei Weitem die größten Mengen von Hanf an den Markt, wozu noch das Erzeugnis Polens und der preußischen Ostseeprovinzen kommt. ... als beste Ware gilt die aus der Ukraine und Westrussland; doch breitet sich die Hanfkultur viel weiter aus und sind namentlich auch Livland und Kurland stark beteiligt. ... die meisten seefahrenden Län-*

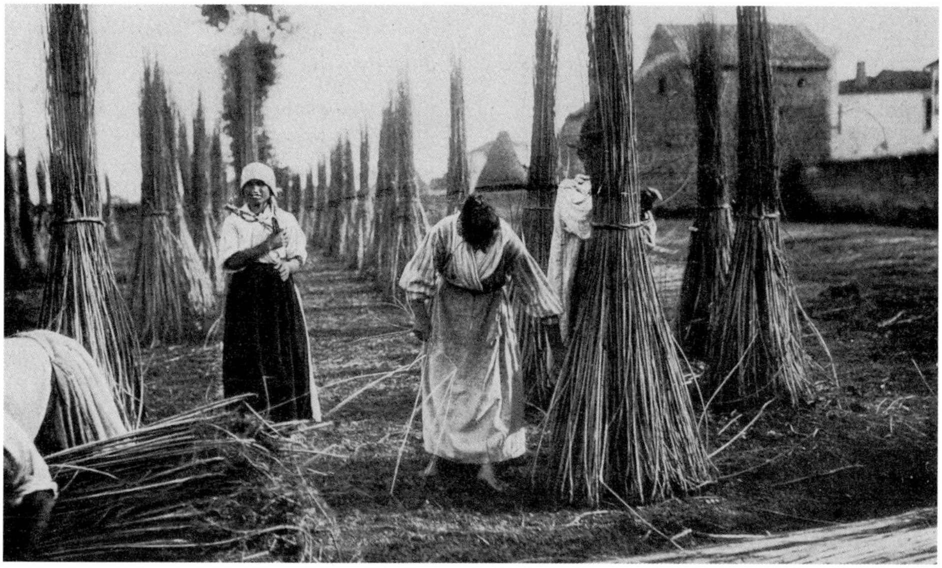

Frauen bei der Hanfernte in Italien (Foto von Abeniacar, von *L'Illustrazione Italiana*, Jahr XLI, Nr. 29, 19. Juli 1914)

der sind Abnehmer, da sich das nordische Produkt hauptsächlich für die Bedürfnisse der Schifffahrt und Fischerei eignet.“

Österreich gehörte ebenfalls zu den bedeutenden Hanfproduzenten, weiß *Meyers Konversations-Lexikon* 1885: *„Die in Österreich erzeugten Hanfsorten erscheinen auf dem Markt unter dem Namen Apatiner und ... haben die beste Qualität.“* Weiter heißt es dort: *„In Italien produziert man sehr schönen und wertvollen Hanf, ... besonders in den Provinzen Bologna und Ferrara. In Österreich-Ungarn werden jährlich 68 Millionen Kilogramm Hanf produziert, wovon etwa 43 Millionen auf Ungarn und Siebenbürgen entfallen. Russland produziert von allen europäischen Staaten die größte Masse Hanf, besonders in der Ukraine, in Weißrussland, Wolhynien und Polen.“*

Das Pfeifchen nach getaner Arbeit

Es gibt Berichte, denen zufolge man früher in Bayern auf dem Land gern einmal einen „Knaster“ rauchte, und dies wiederum war nichts anderes als – Hanfblüten. Angeblich leitete sich seine Bezeichnung lautmalerisch von dem knackenden und knisternden Geräusch ab, wenn die Hanfsamen beim Rauchen platzen.

Seit der Tabak im 15. Jahrhundert aus Südamerika nach Europa gelangt war und das Rauchen immer beliebter wurde, sich aber nicht jeder den durch die Steuern teuren Tabak leisten konnte, suchte man nach preiswerteren Alternativen, mit denen man sich sein Pfeifchen stopfen konnte. Auf den Nikotingenuss kam es dabei nicht unbedingt an. Bereits im Ersten Weltkrieg, so weiß man heute, wurde die Tabakration der Soldaten „gestreckt" – mit den Blättern von Buchen, Eschen, Nussbäumen und Rhabarber.

Bei der Zivilbevölkerung war es nicht anders: Wenn der Lohn nicht für richtigen Tabak ausreichte, stopfte sich so mancher Bauer, der sein Geld mit dem Anbau von Hanf verdiente – und das wohl nicht nur in Bayern, sondern auch in den anderen Anbaugebieten beispielsweise im Nordosten des Deutschen Reiches –, seine Pfeife mit dem, was auf dem eigenen Feld zur Verfügung stand. Und das waren in diesem Fall eben Hanfblätter und -blüten.

Der Autor Hans-Georg Behr berichtet 1982 in seinem Buch *Von Hanf ist die Rede*, alte Bauern hätten ihm im bayerischen Thalhausen bei Freising erzählt, dass man das „Kraut", wie man die Blätter im Dialekt nannte, schon auch ein bisschen deswegen als Tabakersatz verwendet habe, weil man davon „rauschig" geworden sei. Die Bezeichnung „Kraut" hat sich übrigens bis in unsere Zeit als Beschreibung für billigen Tabak erhalten. Der Rausch war damals allerdings mit Sicherheit wesentlich milder, als er heute bei jenen Sorten auftritt, die speziell wegen des Gehalts an psychoaktiven Stoffen angebaut werden ...

Spurensuche: Hanf im Sprachgebrauch

Unsere Sprache verrät, wie sehr Hanf über Jahrhunderte mit dem alltäglichen Leben verbunden war. Sogar in Redewendungen ist er zu finden, heißt es doch im *Wörterbuch der Brüder Grimm*, man könne *„geborgen sein und leben wie ein Vögelchen im Hanfsamen"*. Und auch das krasse Gegenteil ist vermerkt: Metaphorisch steht der Ausdruck *Hanfsuppe essen* für „sich erhängen". Und wer ein wenig schlaftrunken war, dem sagte man nach, er könne sich nicht „aus dem Hanfe flitzen".

Sprichwörtlich waren Formulierungen wie „Wir zwei halten zusammen wie Hanf und Harz" und „Der Hanf ist dieses Jahr

Hanfsuppe aus dem Grimm'schen Wörterbuch

Aus einem Tegernseer Kochbüchel haben die Brüder Grimm für ihr umfangreiches Wörterbuch unter dem Stichwort „Hanfsuppe" folgendes Rezept notiert: „hanifsuppen aus 6 pfund hanif, 3 masz wein, 1 semel, öpfel darein gestoszen, eszig, ein wenig gilbt."

In Schlesien und Polen wurde früher an Heiligabend Siemieniotka – polnisch für Hanfsamensuppe – verzehrt. Diese Suppe galt als „Arme-Leute-Essen". In Merck's Warenlexikon aus dem Jahre 1884 steht vermerkt: „In der Lausitz, der Mark etc. bildet Hanfsuppe ein Leibgericht der ländlichen Dienstleute. Die Körner werden zu diesem Behuf durch Stampfen enthülst, gebrüht und gerieben und so zur Suppe verwendet."

wohl geraten, dass ein Strick zum Henken nicht viel kostet". Wie verbreitet Hanf tatsächlich in Europa und den USA war, lässt sich auch an einem ganz einfachen Indikator ablesen: den Ortsnamen, die mit Hanf – dem Anbau und seiner Weiterverarbeitung – zu tun hatten.

Ortsnamen, die auf Hanf hinweisen

In **Deutschland** gibt es in Gummersbach den Ortsteil Hardt-*Hanfgarten*, der sich eindeutig auf den hier früher üblichen Hanfanbau bezieht. Ähnlich verhält es sich mit dem in Brandenburg liegenden *Hanffabrik* oder dem kleinen Örtchen *Hanf* in Nordrhein-Westfalen. Nachweislich wurde hier bereits im 14. Jahrhundert Hanf angebaut. Auch ein Ortsname wie *Henfenfeld* bei Nürnberg deutet auf historischen Hanfanbau hin – und tatsächlich bezeichnete in früherer Zeit *Hamfenfeld* nichts anderes als einen Acker, auf dem Hanf gezogen wurde.

Für **Österreich** gibt es sogar eine sprachwissenschaftlich-kulturhistorische Analyse, die sich mit Örtlichkeitsnamen beschäftigt. Dabei zeigt sich, dass es beinahe unzählige Siedlungs-, Flur- und sogar Familiennamen gibt, die mit Hanf in Zusammenhang stehen: Das geht von *Hanfbach* über *Hanffeld* und *Hanftal* bis zu *Hanif*, *Hanefbach* oder *Hanfländer*.

Bei den Eidgenossen in der benachbarten **Schweiz** sind *Hanfacker*, *Hampfgarte*, *Hamfpünt* und

Hanfland zu finden – und das ist nur eine kleine Auswahl.

Aus dem slawischen Sprachraum – dazu gehören Bulgarisch, Kroatisch, Polnisch, Russisch, Serbisch und Tschechisch sowie weitere, kleinere osteuropäische Sprachgruppen – kommt die Sprachwurzel *konop* für Hanf, und auch sie deutet in vielen Fällen auf den entsprechenden Anbau hin, so beim tschechischen Schloss *Konopiště*, das etwa 30 Kilometer von der Hauptstadt Prag entfernt liegt; beim polnischen Ortsnamen *Konopki*, der nicht nur einmal, sondern mehrfach im Lande vorkommt, oder bei den bulgarischen Gemeinden *Konop* und *Konopa*.

Manchmal vermutet man den Zusammenhang zunächst gar nicht: *Gompitz*, ein Ortsteil von Dresden, leitet sich ebenfalls von dieser Sprachwurzel ab. Und in Estland, dessen Sprache gar nicht zum Slawischen gehört, gibt es (wohl adaptiert) den Ort *Kanepi*, der in früheren Zeiten wichtig für den Hanfanbau war. In Ungarn liegt der Ort *Kenderes*, und es ist sicher kein Zufall, dass „Hanf" auf Ungarisch *kender* heißt.

In den **romanischen Sprachen** (Französisch, Italienisch, Portugiesisch und Spanisch) deuten zahlreiche Namen auf den früher üblichen Hanfanbau hin. Direkt mit dem italienischen Wort *canapa* (für „Hanf") ist die Gemeinde *Canepia* im Nordwesten von Rom verbunden, die in alter Zeit sogar *Canapia* genannt wurde, ein noch deutlicherer Hinweis. In der spanischen Provinz Cuenca liefert *Cañamares* einen klaren Hinweis auf Hanfanbau: Zum einen heißt „Hanf" auf

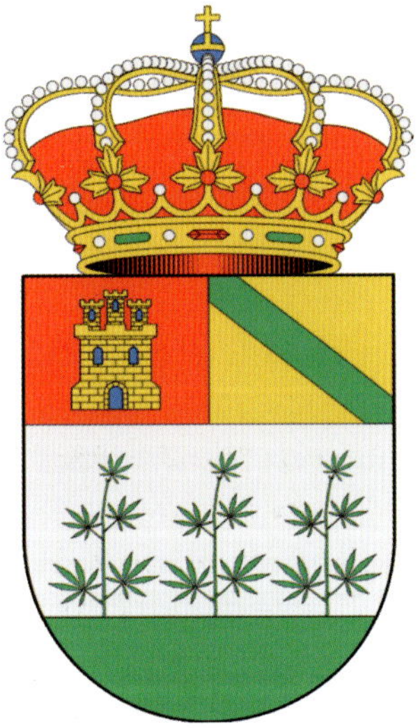

Hanf im Wappen von Cañamares

Spanisch *cáñamo*, zum anderen sind im Gemeindewappen heute noch drei Hanfpflanzen verewigt. Und unsere Nachbarn in Frankreich? Da gibt es *Chennevières-sur-Marne*, das in der Nähe von Paris liegt, und *Chennevières-lès-Louvres*

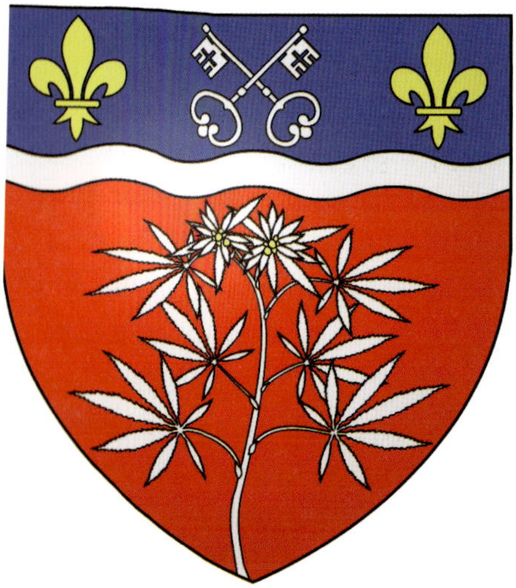

Hanf im Wappen von Chennevières-sur-Marne

in der Île-de-France, die sich nicht nur eindeutig auf *chanvre* (Französisch für „Hanf") beziehen, sondern die beide diese Pflanze heute noch stolz im Wappen tragen.

Natürlich gibt es auch in **Großbritannien** eine ganze Reihe von Orten, die die Bezeichnung *hemp* (das englische Wort für „Hanf") im Namen tragen. Nicht in allen, aber doch in den meisten Fällen weist dies auf den ehemaligen Anbau von Hanf hin. Genauso verhält es sich übrigens in den **USA**, wo es mehrere Male *Hempstead* (beispielsweise in den Bundesstaaten New York, Arkansas und Texas), *Hemphill* in North Carolina oder *Hempfield* in Pennsylvania gibt. Und dass die amerikanischen Ureinwohner den Hanf kannten, beweist der Ortsname *Wapwallopen* in Luzerne County in Pennsylvania, der in der Sprache des dort ursprünglich ansässigen Stammes der Lenape nichts anderes heißt als „wo der weiße Hanf wächst" …

So mancher heißt noch heute so

Im deutschen Sprachraum findet man viele andere Bezeichnungen für „Hanf", meist sind sie nur regional bekannt. Oft waren sogar unterschiedliche Namen für männliche und weibliche Hanfpflanzen gebräuchlich. Hier einige Beispiele:

- *Hänfin* für weibliche Pflanzen sagte man etwa in der Mark Brandenburg, *Honef* oder *Sehmer* in Siebenbürgen, *Mesch* oder *Mäsch* in der Schweiz, *Tregel* in Graubünden.
- Die männliche Pflanze wurde in Österreich als *Bast* oder *Bästling*, in Württemberg und Siebenbürgen als *Femmel* und in der Schweiz als *Fimme* und *Fimmel* bezeichnet. *Geilhemp* nannte man den Hanf in Ostfriesland, *Hämpinne* und *Hanfhenne* in der Mark Brandenburg, *Pastök* hieß

er im Salzburger Raum und *Semmelhanf* in Rheinland-Pfalz.

- Hanf allgemein (ohne Rücksicht auf männliche oder weibliche Pflanzen) nannte man *Hanaf*, *Hanof*, *Hanuf*, *Hanif*, *Henef* oder *Hannarpe*, aus dem Alt- und Mittelhochdeutschen abgeleitet; *Harf* hieß er in Tirol, *Hauf* oder *Werch* in der Schweiz, *Hemp* in Mecklenburg und Hannover, *Hennig* im Münsterland und in Pommern.

Wer sich ein wenig mit Etymologie beschäftigt und außerdem in der entsprechenden Region lebt oder aus ihr stammt, dem fällt es nicht schwer, aus diesen regionalen Bezeichnungen für den Hanf so manchen Familien- oder Ortsnamen herzuleiten. Und bei Familien, die aus dem slawischen Sprachraum eingewandert sind, kann man beinahe sicher sein, dass Namen wie *Kannapin*, *Knop* oder *Knoppke* in allen möglichen Variationen auf Hanf beziehungsweise den Beruf des Hanfbauers oder -händlers zurückgehen.

Noch deutlicher wird das natürlich, wenn man das deutsche Wort zugrunde legt. Bei Familiennamen wie *Hanfländer*, *Hanfbauer* und vielen anderen dieser Art ist die Herkunft glasklar.

Einst unentbehrlich im alltäglichen Leben

Ohne Hanf ging es nicht – es waren wohl ganze Jahrtausende, in denen der Hanf unentbehrlich war. Er spielte in unzähligen Lebensbereichen eine wichtige Rolle, weil zahlreiche Produkte des Alltagslebens aus ihm hergestellt wurden. Hanf zählt zu den ältesten Kulturpflanzen der Menschheit. Um Hanf wurden Kriege geführt, ohne Hanf hätte es weder Kleidung noch Schifffahrt gegeben, denn Hanffasern waren unerlässlich für die Herstellung von Tauen und anderen Seilen, von Tuch und somit auch von Segeln und Kleidung, von Bau- und Brennstoffen.

Die Hanffaser ist sehr elastisch, dabei reißfest und erstaunlich haltbar. Somit ist auch das Hanftuch extrem widerstandsfähig, sehr unempfindlich gegen Salzwasser sowie Wind und Wetter. Außerdem nimmt es vergleichsweise wenig Wasser auf – wohingegen Baumwolltuch sich nicht als Segel eignet, denn es würde bei Regen so schwer werden, dass die Masten brächen.

Die Sehnen der mittelalterlichen Langbogen wurden aus Hanffasern hergestellt, die eine enorm hohe Zugkräfte aushalten. Künstler malten auf Leinwand, die aus Hanf her-

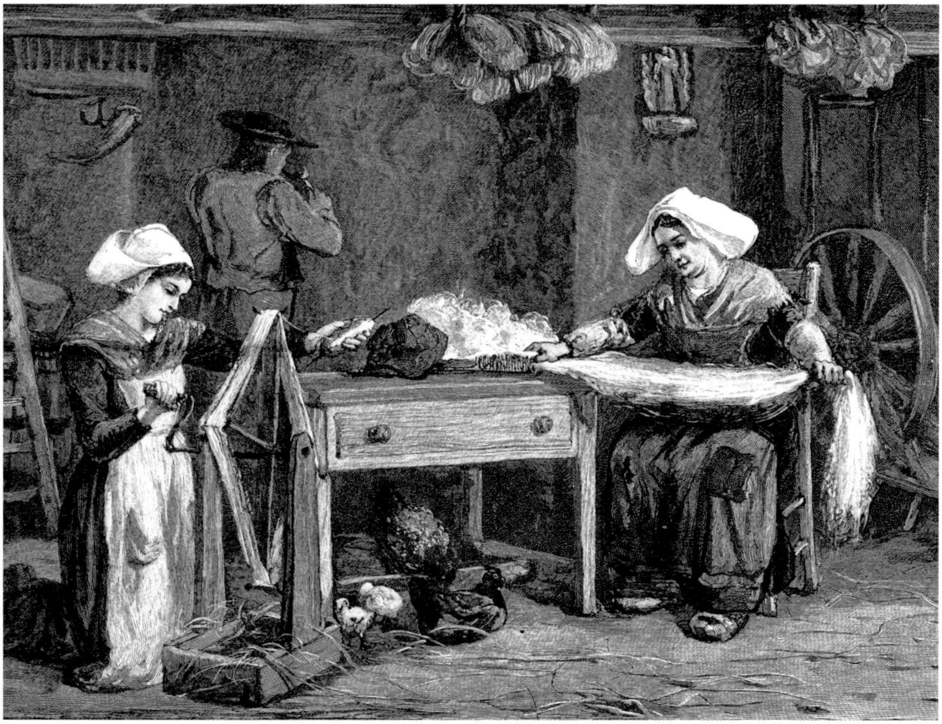

Frauen aus Ploermel in der Bretagne bei der Arbeit; sie stellen aus Hanffasern Textilien her (Kunst des 19. Jahrhunderts. Werk aus dem 14. Band der französischen Wochenzeitschrift *La Science Illustrée*)

gestellt wurde, Dichter schrieben auf Papier aus Hanf – sogar die erste Gutenbergbibel wurde 1455 auf Papier gedruckt, das aus Hanf und Flachs bestand.

Hanföl brauchte man für Lampen, Hanfsamen zur Ernährung, denn sie enthielten nicht nur lebenswichtiges Fett, sondern auch Eiweiß. Das war den Menschen früher zwar nicht bekannt – so weit war die Wissenschaft eben noch nicht –, aber man wusste, was einen satt machte, welche Hausmittel aus Hanf bei so manchem Zipperlein halfen, welche Beschwerden sie linderten und welche Krankheiten sie heilten. Und zu guter Letzt: Hanf war in fast allen Teilen der Welt, in vielen Kulturen Genuss- und Rauschmittel und er wurde außerdem für religiöse Zwecke eingesetzt.

Einfach anzubauen und unglaublich vielseitig

Es gibt viele Gründe, warum der Hanf früher angebaut wurde. Heute entdeckt man die Vorteile des Hanfanbaus aufs Neue: Cannabis

- ist pflegeleicht, genügsam, verbessert sogar den Boden, weil er – das haben langjährige Untersuchungen ergeben – Schwermetalle bindet. Diese werden in seinen Blättern gespeichert, die nach der Ernte problemlos entsorgt werden können; die Fasern bleiben unbelastet und können also ohne Bedenken weiterverarbeitet werden;
- laugt den Boden nicht aus. Während andere Fasersorten wie Flachs oder Baumwolle den Boden erschöpfen und deshalb immer wieder an anderen Stellen gepflanzt werden müssen, um guten Ertrag zu bringen, kann man Hanf durchaus mehrere Jahre hindurch auf demselben Feld anbauen (dennoch ist es selbstverständlich landwirtschaftlich und ökologisch gesehen immer besser, auf Monokulturen zu verzichten);
- sorgt dafür, dass es nahezu keinen „begleitenden Wildwuchs", also kein Unkraut, gibt. Man kann Hanf somit ohne den Einsatz von Herbiziden anbauen. Der Grund dafür: Hanf ist eine sehr schnell wachsende Pflanze und erzeugt rasch so viel Schatten auf dem Feld, dass andere Pflanzen kein Licht zum Wachsen mehr finden. Eine weitere Ursache ist, dass Hanf eine sehr starke Konkurrenzkraft hat, er setzt sich also gegen „Mitbewerber" auf dem Acker durch. Dazu kommt, dass die herabfallenden Hanfblätter den Boden gut bedecken. Auch dies sorgt für weniger Unkraut. Außerdem entsteht durch den Blätterteppich ein feuchtes Bodenklima, das sich wiederum äußerst positiv auf die Bodenstruktur auswirkt;
- ist ausgesprochen wenig anfällig gegen Krankheiten. Selbst tierische Schädlinge sind kaum zu beobachten. Das hat das Bundeslandwirtschaftsministerium bereits 1993 auf eine Kleine Anfrage der Bundestagsfraktion *Bündnis 90/Die Grünen* veröffentlicht. Seine Widerstandskraft bezieht sich jedoch nicht nur auf Pilzkrankheiten oder Parasiten. Im Vergleich zu Mais etwa schneidet Hanf, was Schädigungen durch schlechte Witterung anbelangt, deutlich besser ab:

Er verträgt leichten Nachtfrost von minus 5 °C genauso gut wie heiße Sommertage;

- ist anspruchslos, was die Zusammensetzung des Bodens anbelangt. Das bedeutet, er muss wenig gedüngt werden. Zwar erhöht sich der Ertrag bei zusätzlicher Düngung, aber man hat herausgefunden, dass dabei häufig die Qualität der Hanffasern leidet;
- sorgt beim Anbau im Moorboden dafür, dass dieser sich in eine „Bodengare" verwandelt: Das Erdreich wird gut durchlüftet, verwandelt sich in krümeligen Humus und ist reich an Mikroorganismen. Solch eine „gare" Bodenstruktur ist optimal geeignet zum Anbau vieler anderer Pflanzen;
- bereitet verschiedensten Getreidesorten einen „guten Boden". In Italien brachte Weizen, wenn er nach Hanf ausgesät wurde, bis zu einem Fünftel höhere Erträge. Hanf ist also bestens für die Bodenbewirtschaftung in Fruchtfolge geeignet.

Alles aus Nutzhanf – heute

Nutzhanf, wie er heute gezüchtet und angebaut wird, dient einesteils der Ernährung – über die Samen und das daraus gewonnene Öl –, andererseits liefert er, wie in den „guten alten Zeiten", vor allem Fasern. Heute wie früher können viele Werk- und Verbundstoffe aus Hanf hergestellt werden – und das umweltfreundlich und auf nachhaltige Weise. Baumaterial, Papier, Textilien: All das wird und wurde bereits aus Hanf hergestellt.

Sogar der amerikanische Autobauer Henry Ford experimentierte mit Hanf: Der *Soybean Car*, den er 1941 der amerikanischen Öffentlichkeit vorstellte, bestand nämlich durchaus nicht nur aus Sojabohnen, wie der Name vermuten lässt. Ford griff, nachdem mit Ausbruch des Zweiten Weltkriegs die amerikanische Automobilproduktion eingefroren worden war, auf natürliche Rohstoffe zurück. In der Karosserie des später „Hanfauto" genannten Fahrzeugs soll eine Mischung aus Soja und Hanf verarbeitet worden sein – so berichtet der amerikanische Journalist Saul Rubin in seinem Buch *Offbeat marijuana. The Life and Times of the World's Grooviest Plant*. Sogar der Treibstoff für dieses Fahrzeug sei aus Hanf gewonnen.

Heute ist man so weit, dass man – das zeigt ein Bericht des Europäischen Industrie-Hanf-Verbands – bei der Anwendung von Hanf auf Naturfaserverbundwerkstoffe setzt, also die Verbindung aus Kunst- und Naturfasern. Und das interessanterweise verstärkt bei der Herstellung von Autos: als Innenverkleidung für Türen, Heckklappe und Kofferraum, fürs Armaturenbrett oder den Autodachhimmel. In der Bauindustrie ist Hanf als Dämmstoff wichtig geworden, in der Papierindustrie braucht man die Hanffasern für spezielle Anforderungen, die etwa bei der Produktion von Zigarettenpapier oder sogar Geldscheinen entstehen.

Zusammenfassend kann man sagen, dass Hanf – von der Blüte bis zum Stängel, vom Blatt bis zur Faser – komplett verwendet werden kann.

- Aus **Hanffasern** werden Zellulose und Papier, Kleidung, Bau- und Dämmmaterial, Seile und Teppiche sowie Kombinationen aus Natur- und Kunstfasern hergestellt.

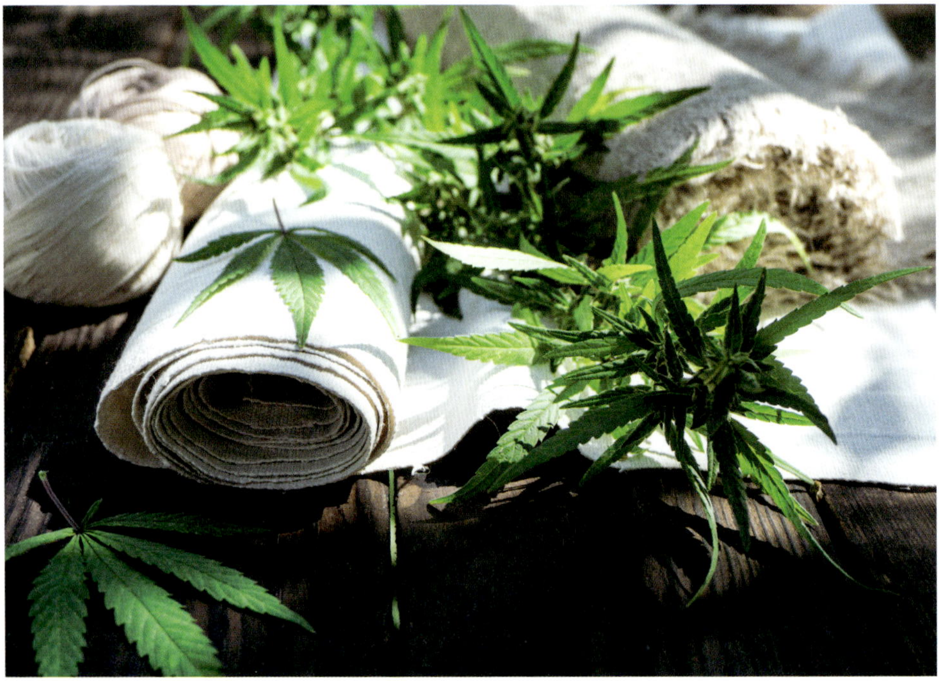

Aus Hanffasern hergestellte Garne und Stoffe sind reißfest, widerstandsfähig, unempfindlich und erstaunlich lang haltbar.

- **Hanfsamen** sind Ausgangsmaterial für Nahrungsmittel, Speiseöl, Farben, Medikamente, Reinigungsmittel, Kosmetikprodukte und Tierfutter.
- Aus **Hanfblättern** gewinnt man ätherische Öle (für die Kosmetikindustrie, für den privaten Gebrauch beispielsweise in einer Duftlampe und für die Nahrungsmittelherstellung). In der Landwirtschaft werden Hanfblätter zu Kompost für den Pilzanbau verarbeitet.
- **Hanfrückstände** aus der allgemeinen Verarbeitung, sogenannte *Schäben*, verwendet man zur Herstellung von Katzenstreu, Papier und Baumaterial.
- Falls dann immer noch **Reste der Hanfpflanze** übrig sind, produziert man daraus Biomasse für die Energiegewinnung oder Briketts.

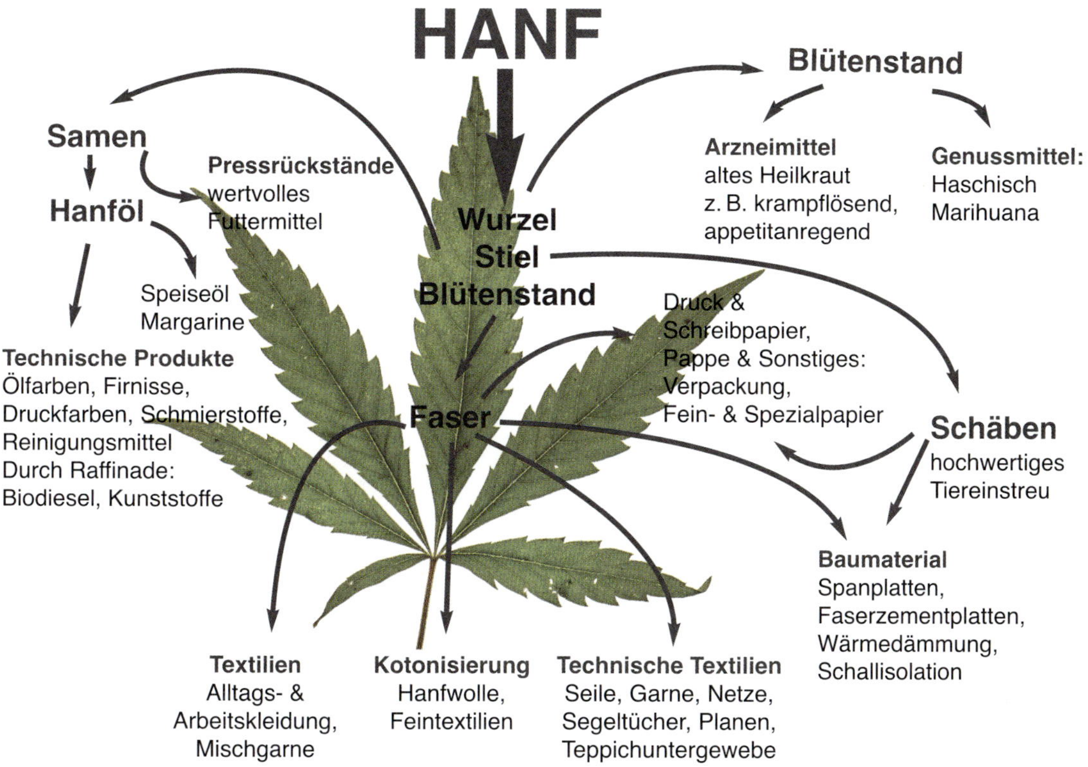

Hanf wird komplett – von der Blüte bis zum Stängel, vom Blatt bis zur Faser – verwertet.

All das ist seit vielen Jahren bekannt. Seit Beginn der 1990er-Jahre besinnt man sich langsam, sehr langsam wieder auf die Vorzüge, die Hanf für Landwirtschaft, Industrie und fürs ganz private Leben als Verbraucher hat. Der echte Durchbruch ist allerdings bislang ausgeblieben – stets sind es nur winzige Schritte, die den Hanf seinem berechtigten Platz in der Wirtschaft, der Gesundheitspolitik und der Ernährung wieder näherkommen lassen.

- Wie war das eigentlich in der großen, Jahrtausende währenden Zeitspanne, als Hanf der „Star“ war, weil man ohne ihn fast nirgendwo auskam und er in fast allen Bereichen des menschlichen Lebens unentbehrlich war?
- Was ist der Grund dafür, dass eine uralte Nutzpflanze, die gerade in diesen modernen Zeiten als natürlich nachwachsender und nachhaltiger Rohstoff für unsere Gesellschaft und Wirtschaft wichtig wäre, praktisch von der Bildfläche verschwand? Warum wurde Hanf plötzlich beinahe ausschließlich als berauschende „Einstiegsdroge“ verteufelt?
- Welche tatsächlichen positiven Auswirkungen auf Wohlbefinden und Gesundheit hat eine Ernährung, in der Hanfsamen und Hanfsamenöl eine wichtige Rolle spielen? Welche Inhaltstoffe sind da entscheidend?
- Was ist wirklich von Aussagen zu halten, die dem Hanf und seinen psychoaktiven Stoffen entscheidende Fortschritte in der Bekämpfung bestimmter Krankheiten zuschreiben? Inwieweit gibt es überprüfbare Tatsachen, dass sich mancherlei Beschwerden – selbst von unheilbaren Erkrankungen – lindern lassen?

Genau darum geht es in diesem Buch: um die Geschichte einer für die Menschheit wichtigen Nutzpflanze, um deren Produkte und ihre Auswirkungen auf unser Alltagsleben, unsere Ernährung und unsere Gesundheit.

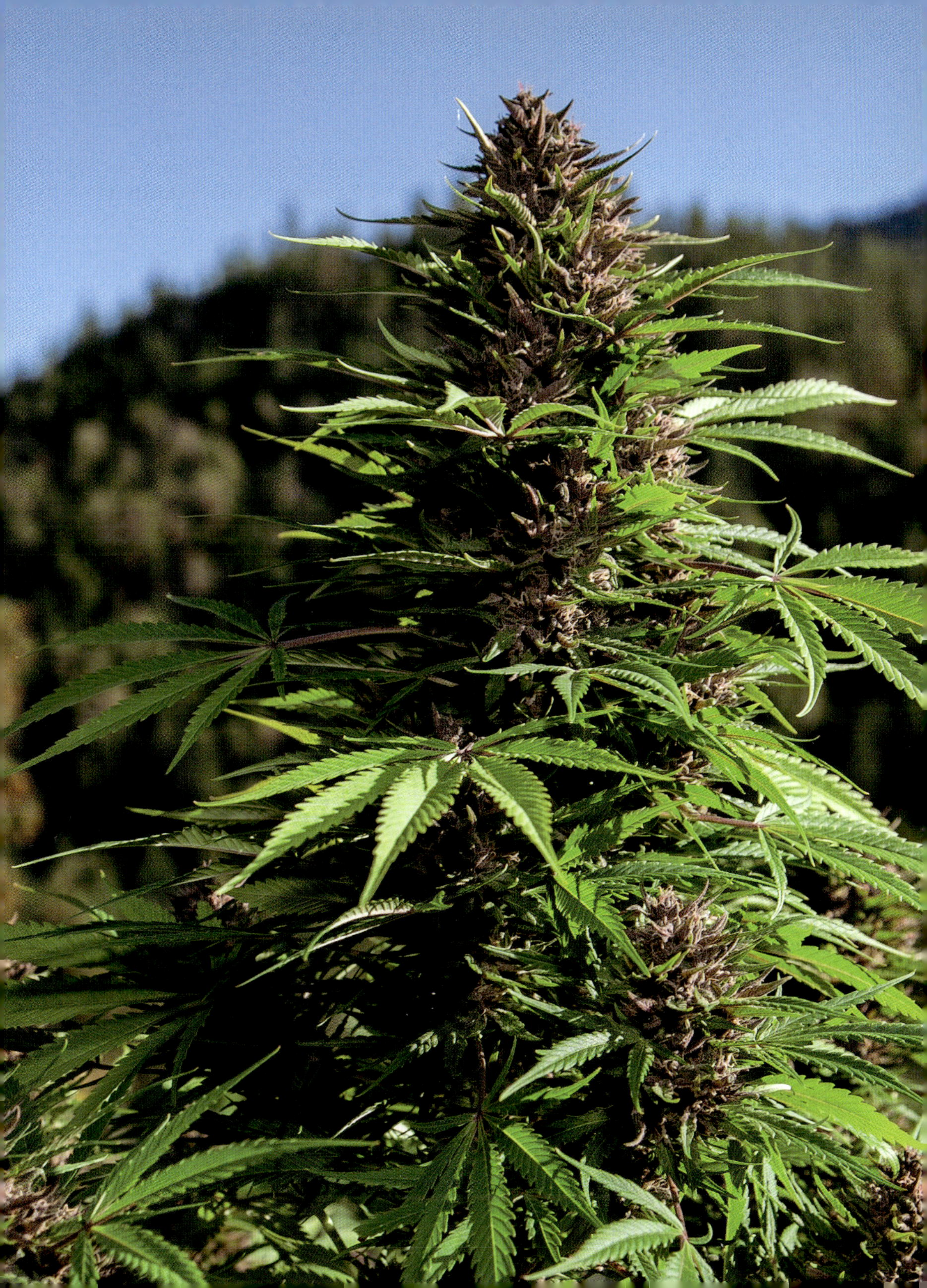

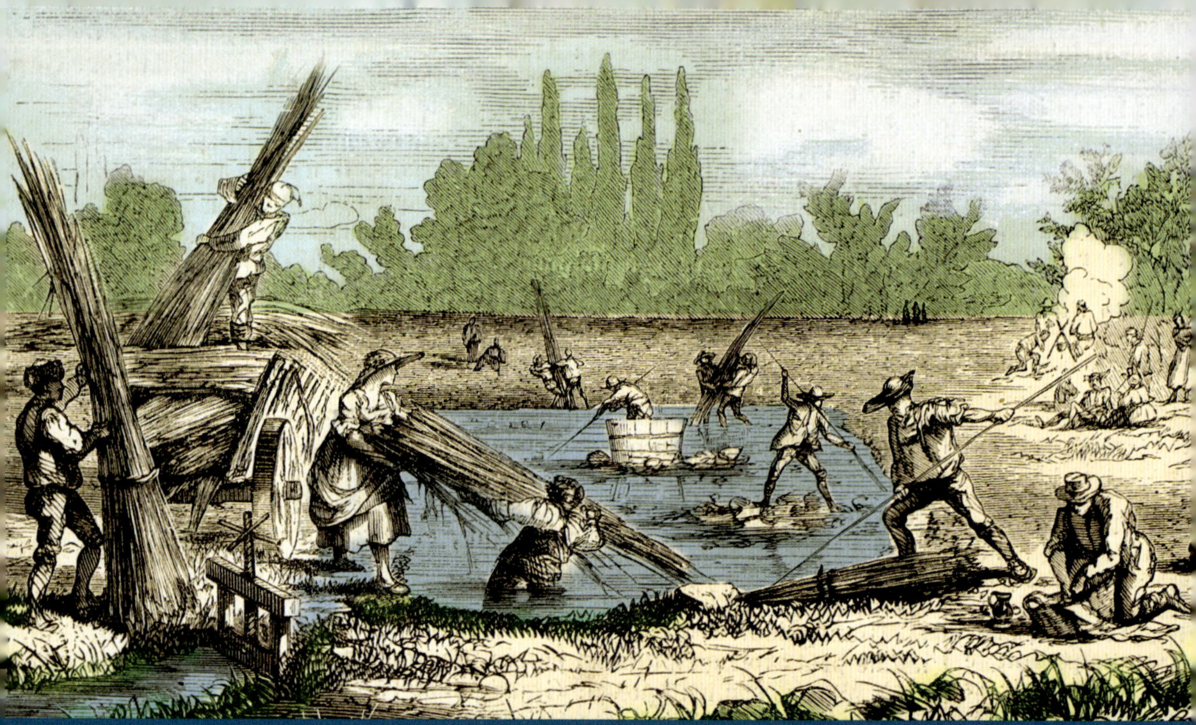

Die Geschichte des Hanfs

Seit mehr als 10.000 Jahren ist Hanf Teil der Menschheitsgeschichte. Die Pflanze ist, das zeigen Geschichtswissenschaften wie Archäologie und Anthropologie, eine jener Pflanzen, die landwirtschaftlich schon sehr früh genutzt wurden. Der Astronom, Astrophysiker und Autor Carl Sagan (1934–1996) wirft in seinem 1977 erschienenen Buch *Die Drachen von Eden* sogar die Frage auf, ob die Kultivierung von Cannabis den Menschen überhaupt erst zur Zivilisation geführt habe.

Wenn man betrachtet, wie entscheidend Hanf und die Produkte, die man aus ihm gewinnen und zu denen man ihn verarbeiten kann, mit unserer Kulturgeschichte verbunden sind, kann man durchaus auf diesen Gedanken kommen. *„Milch der Götter an der Wiege der*

Zivilisation“ nannte der Botaniker William A. Emboden im Jahr 1992 den Hanf – ein wenig verwunderlich für eine Pflanze. Aber Hanf lieferte eben nicht nur Fasern, sondern ist Nahrung, Heilmittel und berauschende Droge in einem.

Ein Siegeszug aus grauer Vorzeit bis in die Moderne

Die ersten Nachweise, dass Hanf schon seit sehr langer Zeit von Menschen genutzt wird, liefern archäologische Funde. In einem Dorf in Taiwan entdeckte man Abdrücke von Hanfkordeln auf Tonkrügen. Sie sind etwa 10.000 Jahre alt und wohl der erste Hinweis darauf, dass unsere Vorfahren Hanf verarbeitet haben. Dass man jedoch nicht nur die Fasern nutzte, zeigen Funde aus China, die sich auf 6000 v. Chr. datieren lassen. Sie deuten darauf hin, dass die Samen der Pflanze und das daraus gewonnene Öl mit zum Speiseplan der damals lebenden Menschen gehörten.

Die ersten Textilien aus Hanf gab es etwa 1000 Jahre später: Im russischen Altai-Gebirge in Mittelasien (im heutigen Grenzgebiet von Kasachstan, Russland, der Mongolei und China) wurden bei Ausgrabungen Stofffragmente entdeckt, deren Fasern aus Hanf bestanden – ein Hinweis darauf, dass die Pflanze sich Richtung Westen verbreitete.

Info

Und woher kommt der Name „Cannabis“?

Eine Anekdote berichtet, dass eine der ersten namentlichen Erwähnungen von Hanf aus Assyrien stamme: Dort nannte man den Hanf „würzige Rohrpflanze“ – *Qunnubum*.

Die Römer verändern dies später in *Cannabum*, aus dem dann *Cannabis* wird. Auch die Griechen und Phönizier nannten den Hanf kannabis. Das englische Wort *canvas* für „Leinwand“ ist übrigens aus dem Holländischen entlehnt und geht ursprünglich ebenfalls auf das griechische Wort *kannabis* zurück.

Die chinesischen Urkaiser setzen auf Cannabis

Um etwa 2700 v. Chr. sollen im alten China die fünf Urkaiser regiert haben. Selbst wenn man heute nicht sicher ist, ob sie nicht eher ins Reich der Legenden gehören, gibt es durchaus Historiker, die einige Kaiser dieser Gruppe als geschichtlich nachweisbar betrachten. Fu Xi, einer der fünf, die als Begründer der Zivilisation verehrt wurden, soll in seinen Schriften festgehalten haben, dass *Ma* – so das chinesische Wort für „Cannabis" – eine beliebte Arznei sei, weil es sowohl Yin als auch Yang enthalte.

Ein weiterer Urkaiser, der „Ehrwürdige Shennong", lehrte die Menschen den Ackerbau. In seinen Studien von 365 Pflanzen, die er auf ihre Wirksamkeit hin untersuchte, soll er niedergeschrieben haben, dass Cannabis neben Ginseng und *Ephedra* (Meerträubel) zu jenen Pflanzen gehöre, denen vielfältige Heilkräfte innewohnten. Man könne Cannabis bei Gicht, Malaria, Rheuma und vielen anderen Beschwerden verwenden. Und auch als Rauschmittel sei es geeignet.

Der Dritte im Bunde der fünf Urkaiser ist Huangdi, der das Buch *Die Medizin des gelben Kaisers* verfasst haben soll. In ihm wird nicht nur über Heilpflanzen und ihre unterschiedlichen Anwendungsbereiche und -weisen berichtet. Huangdi soll der Überlieferung zufolge auch festgelegt haben, dass man für die Menschen, die bis dato noch in Tierfelle gekleidet waren, künftig Gewänder aus Seide (für die oberen Stände) und Hanf (für die unteren Schichten) fertigen sollte.

Tatsache ist, dass in China Cannabis bereits zu Beginn des 3. Jahrtausends v. Chr. als Heil- und Nutzpflanze angebaut wurde. Wie eng der Mensch mit Hanf verbunden war, lässt sich am chinesischen Schriftzeichen ablesen, das für Hanf steht: Es ist dasselbe wie für den Menschen.

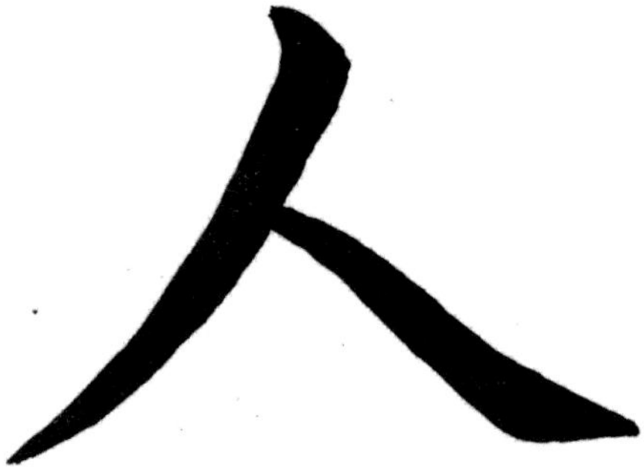

Chinesisches Schriftzeichen *rén* für „Mensch" und für „Hanf"

Die rituelle Nutzung von Cannabis war im alten China ebenfalls bereits bekannt. Grabbeigaben beweisen dies: So fand man in einer 4700 Jahre alten Grabstätte eines Schamanen, der aus der Vorgängerkultur der heutigen Ulguren stammte, die Überreste einer eindeutig psychoaktiven Cannabis-Sorte. Die durchaus ansehnliche

Menge von knapp 800 Gramm bestand aus Samen, Stielen und Blättern; sie waren in einem Korb und in Schalen zu Füßen und am Kopf des Toten verwahrt.

Der chinesische Meister der Pflanzen

Info

Li Shizchen (1518–1593) gilt bis heute als größter Heilkräuterspezialist Chinas. Er war ein Arzt, Pharmazeut und Botaniker der Ming-Dynastie. In seinem Werk – dem Bencao Gangmu *(Große Enzyklopädie der Materia Medica)*, einer umfangreichen medizinisch-pharmazeutischen Enzyklopädie –, an dem er mehr als 30 Jahre lang schrieb, führte er knapp 2000 medizinische Substanzen und etwa 11.000 Rezepte an, mit denen er die alte chinesische Heilkunde zusammenfasste. Auch Hanf und seine verschiedenen Anwendungsmöglichkeiten werden darin erwähnt.

Der Hanf auf seinem Weg gen Westen und Süden

Nomadenvölker aus Zentralasien verbreiteten den Hanf weiter Richtung Westen, er gelangte in den gesamten östlichen Mittelmeerraum, den Mittleren Osten und nach Europa. Geschätzt wurde er als Grundstoff, aus dem sich wichtige Gegenstände des täglichen Lebens herstellen ließen, und als Nahrungsmittel. Bereits etwa 5000 v. Chr. ist Hanf in Mitteleuropa angekommen, das ist erwiesen, denn bei einer Ausgrabung in Thüringen fand man Hanfsamen, die sich auf diese Zeit datieren lassen.

In südlicher und östlicher Richtung verbreitete sich Cannabis über den Himalaja nach Indien. Buddha soll sich, so steht es in Schriften aus der Zeit um 800 v. Chr., von Hanfsamen ernährt haben. Die berauschende Wirkung des Hanfs wurde in Ritualen genutzt, die den Menschen eine Kommunikation mit den Göttern ermöglichen sollten. Dazu wurden Cannabis-Samen auf glühende Kohlen oder heiße Steine geworfen. Wird der entstehende Rauch mit den darin enthaltenen berauschenden Substanzen tief eingeatmet, zeigt sich seine Wirkung: Farben und Gerüche werden intensiver wahrgenommen, die Zeit vergeht scheinbar langsamer oder schneller – kein Wunder, dass die Menschen damals bei solchen religiösen Ritualen der festen Überzeugung waren, sie seien den Göttern nahe.

Cannabis bei Bestattungen und beim Orakeln

Der griechische Geschichtsschreiber Herodot erzählt um 450 v. Chr., dass die Skythen, ein nomadisches Reitervolk, bei Bestattungsritualen den Rauch von verbrennendem Cannabis einatmeten. Die Skythen saßen dabei in geschlossenen Zelten und erzeugten den Rauch, indem sie Hanfsamen auf erhitzte Steine warfen.

Es gibt Historiker, die der Meinung sind, dass die sagenhafte Pythia, die weissagende Priesterin des Orakels zu Delphi, ihre Prophezeiungen und Weisheiten von den Göttern bezog, indem sie sich von rauchenden Kräutern – möglicherweise Cannabis – in einen Rausch versetzen ließ.

Hanf in der Neuen Welt

Christoph Columbus brachte Hanfsamen nach Mittelamerika und verteilte sie als Geschenk an die Ureinwohner. Die portugiesischen Eroberer sorgten dafür, dass Hanf sich bis nach Brasilien verbreitete. Die englischen Pilgerväter, die 1620 auf der *Mayflower* nach Nordamerika segelten, brachten ebenfalls Hanfsamen zum Anbau und als Geschenk mit. Wichtig war Hanf vor allem als Nutzpflanze für die Herstellung von Textilien und von verschiedenen alltäglichen Gebrauchsgegenständen.

Erstmalig geraucht wurde Cannabis wohl Mitte des 19. Jahrhunderts auf den Westindischen Inseln. Zu den ersten Konsumenten gehörten indische Hindus, die als billige Arbeitskräfte auf Jamaika, den Bahamas oder Barbados angeworben worden waren. Darauf folgten Teile der Bevölkerung mit afrikanischen Wurzeln und Seeleute aus Mexiko, die sich auf diesen Inseln als Händler ein Zubrot verdienten. Sie machten den Genuss von Cannabis auch in anderen Regionen Amerikas bekannt.

In den USA ist er Anfang des 20. Jahrhunderts angekommen – wohl über Mexiko nach Texas. Auch in den Häfen der Südstaaten, vor allem in New Orleans, wurde er durchaus populär.

Hanf – Die „heilige Pflanze“ in vielen Kulturen

In den meisten alten Religionen unserer Erde wurde Cannabis zu sakralen und rituellen Zwecken eingesetzt. Das nicht nur im fernen China und Indien, sondern auch in einigen Regionen Afrikas:

In einer heiligen Textsammlung des **Hinduismus**, dem *Atharvaveda*, entstanden um 1000 v. Chr., werden rituelle Handlungen beschrieben, bei denen der Rauch von Cannabis vor dem Bösen schützen soll. Der Gott Shiva habe – so die Überlieferung – Cannabis einst über den Himalaja gebracht, damit die Menschen erleuchtet würden. Trafen sich *Sadhus*, wandernde Bettelmönche, auf ihren Touren durch Indien, ließen sie eine Pfeife herumgehen, die mit Cannabis gefüllt war.

Im **Buddhismus** kennt man Cannabis bei Initiationsriten bereits seit dem 5. Jahrhundert v. Chr. In manchen Überlieferungen und Schriften buddhistischer Mönche kann man sogar nachlesen, dass Buddha selbst sechs Jahre lang nichts anderes als Hanf zu sich genommen habe, bevor er erleuchtet wurde.

Im japanischen **Shintoismus** gilt Cannabis als Mittel gegen böse Geister. Eheleuten wird Hanf empfohlen, weil er Frohsinn und Glück in die eheliche Gemeinschaft bringen soll.

Bei den islamischen Mystikern verwendeten die **Sufis** Cannabis, um göttliche Offenbarungen zu erfahren und höhere Einsichten zu erlangen, ja sogar, um die Einheit mit Allah zu erlangen.

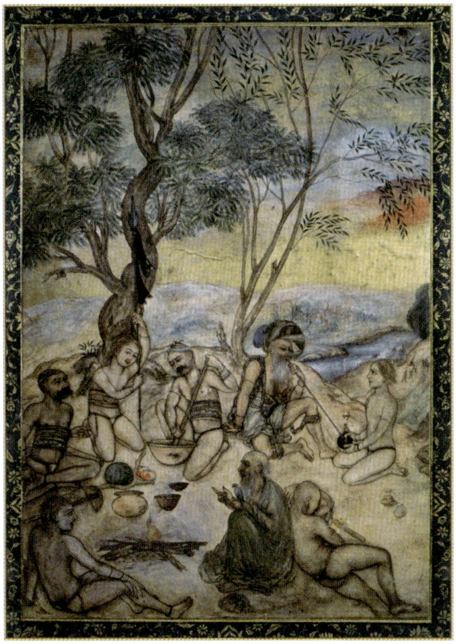

Hinduistische Askenten (*Sadhus*) beim Zubereiten und Rauchen von Cannabis (indische Miniatur, 18. Jahrhundert)

Bei den **Parsen** (den alten Persern, in der Zeit von etwa 800 bis 500 v. Chr.) war es üblich, Cannabis als Salböl und zeremonielles Räucherwerk einzusetzen.

Sogar in der **Bibel** wird Cannabis empfohlen, und zwar im 2. Buch Mose, dem *Exodus*. Dort wird in 30,22–23 genauestens beschrieben, wie man Räucherwerk und Salböl für das Brandopfer herstellt. Gott befahl Mose, dass in Räucherwerk und Öl *knmei-bosem* (so das verwendete hebräische Wort) enthalten sein solle. Linguisten, Etymologen, Anthropologen und Botaniker sowie einige Rabbiner sind sich einig: Dabei handelt es sich um Cannabis.

Bei manchen Stämmen der **Bantu** und **Zulu** in Afrika soll es geheime Kulthandlungen gegeben haben, bei denen Cannabis verwendet wurde. Allerdings war dies allein den Stammesoberen erlaubt.

Ähnliches wird, neben der Anwendung als Heilkraut gegen Krämpfe und Gicht, auch von **Pygmäen** und **Khoikhoi** („Hottentotten") berichtet.

Ein bekanntes Beispiel sind die **Rastafaris** auf Jamaika. Zur Meditation gehört bei ihnen heute noch der rituelle Genuss von Cannabis, für die sogenannte „Heilung der Völker".

Hanf als Heilmittel …

Als Arznei wird Hanf seit mehreren Tausend Jahren verwendet. Begonnen hat dies wohl in China (siehe Seite 23 ff.), doch der Einsatz von Hanfpräparaten zu Heilzwecken hat sich schnell im gesamten asiatischen Raum verbreitet.

In **Indien** wurde *Bhang*, ein Getränk aus Hanf und Joghurt, bereits 1000 v. Chr. als Betäubungsmittel bei Operationen eingesetzt. Es bestand aus getrockneten Hanfblättern, -samen und -stängeln, die im Mörser zermahlen und dann mit Milch, *Ghee* (indisches Butterschmalz) und Gewürzen zu einer Paste verarbeitet wurden.

Zudem findet sich in der *Avesta*, einer Sammlung der Schriften des altiranischen Religionsstifters **Zarathustra** der Hinweis, dass Cannabis die wichtigste von etwa 10.000 bekannten Heilpflanzen sei. Cannabis wird als Mittel gegen Lepra empfohlen. Außerdem soll er gegen Fieber helfen, Durchfälle heilen, Schlafstörungen beheben und ganz allgemein die Urteilsfähigkeit erhöhen. Selbst Sprachprobleme wie Lispeln solle man damit behandeln können.

Im **alten Ägypten** verordnete man Cannabis gegen Entzündungen, aber auch zur „Kühlung des Uterus", als Mittel für Einläufe und gegen Glaukome (grünen Star). Etliche altägyptische Texte auf Papyrus beschreiben genau solche Behandlungen, die man mit Cannabis durchführte. Im Grabmal und in der Mumie von Ramses II. (1303–1213 v. Chr.)

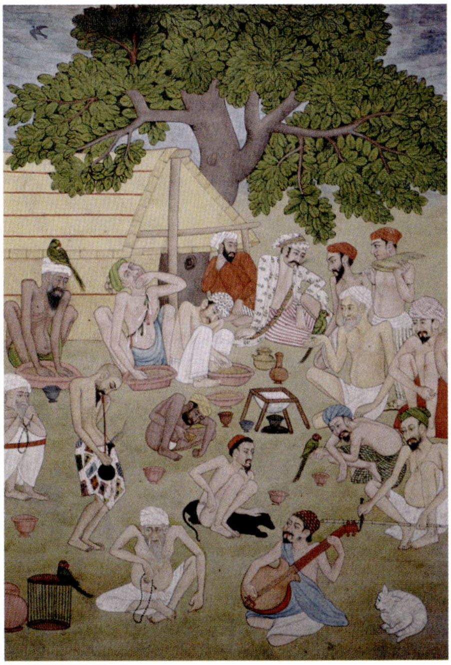

Indische Männer beim Herstellen von *Bhang*, einer Hanfzubereitung, die rituellen Zwecken dient (indische Miniatur, 18. Jahrhundert. London, *Victoria and Albert Museum*)

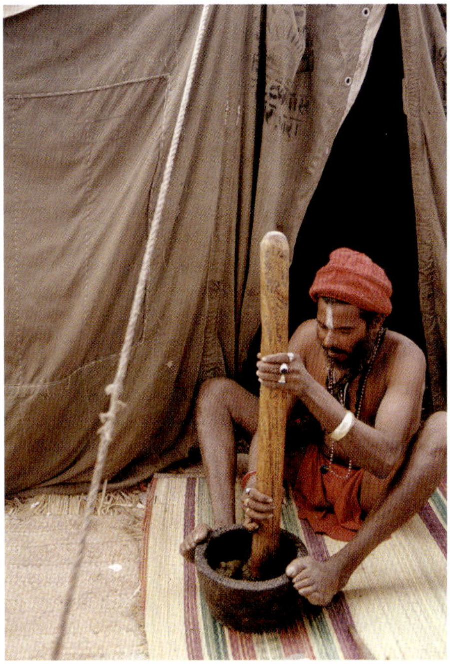

Ein *Sadhu* (indischer Asket) bei der Zubereitung von *Bhang*

fand man Pollen der Hanfpflanze. Sie war keine besondere Grabbeigabe, sondern wurde zur medizinischen Behandlung des Pharaos verwendet.

Im **antiken Griechenland** setzte man Cannabis gegen Ohrenschmerzen, Ödeme und Entzündungen aller Art ein.

Im **alten Rom** war im 1. Jahrhundert der Grieche Pedanios Dioskurides unter den Kaisern Claudius und Nero als Militärarzt tätig. Er verfasste *De materia medica* („Über Heilmittel"), ein fünfbändiges Werk, in dem er dem Hanf eine große Bedeutung zumisst.

Im **Mittelalter** finden sich etliche Heilkundige in Mitteleuropa, die Hanf als bewährte Arznei betrachten. Neben Hildegard von Bingen, deren Schriften das wohl älteste deutsche Zeugnis dafür sind, war auch Paracelsus ein Anhänger der Hanfmedizin. Hildegard von Bingen lobt zum einen die Heilkraft von Hanf gegen allerlei Beschwerden, zum anderen empfiehlt sie ein aus Hanf gefertigtes Tuch, das man zur Heilung auf Wunden legen möge. Paracelsus (1493–1541) wusste wohl um die berauschende Wirkung dieser Pflanze: Er verordnete Hanf gegen alle möglichen alltäglichen Beschwerden.

Ab der **Neuzeit**, also mit dem 16. Jahrhundert, gab es in fast allen Kräuterbüchern der anerkannten Medizin, aber auch in der Volksheilkunde Rezepte und Anwendungsbeispiele für Hanf. Dabei spielte allerdings die psychoaktive Wirkung keinerlei Rolle mehr. Etwa ab der Mitte desselben Jahrhunderts hatte sich Hanf überall in Europa verbreitet. Medizinisch genutzt und von Ärzten verordnet wurde er in Frankreich, Portugal, Griechenland und Großbritannien. Das gesamte 19. Jahrhundert kann man als Hochzeit für die medizinische Nutzung von Hanf betrachten. Sowohl in Europa wie auch in den Vereinigten Staaten: Cannabis wurde auf Plantagen angebaut, Medikamente aus Hanf wurden von nahezu jedem Arzt verschrieben. Cannabis war in allen Apotheken erhältlich.

Info

Als Hanf noch ein Star war

Es ist nur knapp 300 Jahre her, da war Hanf ein echter Star. In England beispielsweise verlieh man die sehr begehrte Staatsbürgerschaft an Ausländer sozusagen automatisch, wenn sie bereit waren, Hanf anzubauen. In den britischen Kolonien in Übersee sah es nicht viel anders aus: 1619 gab es ein Gesetz in der Kolonie Jamestown (Virginia), in dem allen Farmern angetragen wurde, sie möchten doch, und sei es nur auf Probe, Indischen Hanf anbauen.

Ähnliche Gesetze zu einer „Anbaupflicht" gab es in Massachusetts und Connecticut. Der Boom ging so weit, dass Cannabis bis ins frühe 19. Jahrhundert hinein in Nordamerika als gesetzliches Zahlungsmittel galt, vor allem, wenn man Steuerschulden hatte. Auch George Washington und Thomas Jefferson, zwei Gründerväter der Vereinigten Staaten, waren groß im Hanfgeschäft und besaßen ganze Plantagen. Jefferson scheute sich nicht einmal, als Gesandter in Frankreich auf illegalen Wegen an besonders gute Samen zu kommen. Sie wurden über die Türkei aus China nach Europa geschmuggelt und waren äußerst begehrt – sicher nicht zuletzt deshalb, weil der chinesische Kaiser die Samen für so kostbar hielt, dass der Export verboten war und streng bestraft wurde.

… und als Nutzpflanze

Als Rohstoff für eine ganze Anzahl von wichtigen Produkten, die Alltag und Arbeit des Menschen prägten, ist Hanf ebenfalls jahrtausendelang unentbehrlich gewesen.

China galt als „Land des Hanfs und des Maulbeerbaums", denn es gab eine kaiserliche Verordnung, nach der Kleidung aus Seide und Hanf hergestellt werden musste. Damit war das Reich der Mitte Vorreiter für die textile Nutzung der Hanffasern. Spätestens seit 4200 v. Chr. gibt es chinesische Hanftextilien. Um etwa 500 v. Chr. wurden Hanfstängel in China zur Bezahlung von Steuern verwendet – ein weiterer Hinweis darauf, wie wichtig die Pflanze war. 400 Jahre später wurde das erste Papier hergestellt. Die Rezeptur und der Ablauf der Produktion waren ein Staatsgeheimnis. Archäologische Funde zeigen, dass das älteste Papier der Welt aus Hanf besteht.

Schon zu Zeiten der **Phönizier** im 1. Jahrhundert v. Chr. wurden Segel und Taue fast ausschließlich aus Hanf hergestellt, genauso wie Fischernetze. Und das blieb so bis ins 19. Jahrhundert hinein.

Im **Römischen Reich** wurde Hanf als ausgesprochen wertvoller Rohstoff geschätzt, aus dem man nicht nur Nahrungsmittel herstellte, sondern auch Baumaterial und Textilien, ja sogar Waffen.

Im **Mittelalter** breitete sich die Nutzung des Hanfs weiter aus: Hanfsamen wurden ein überaus wichtiges Nahrungsmittel für die Bevölkerung, vor allem für die unteren Stände. In fränkischen Backrezepten aus jener Zeit wird beschrieben, dass man *hanfosamo* – Hanfsamen – verwenden solle. Bereits ein wenig früher gab es in Europa endlich ansehnliche Hanfgewebe, wie Funde aus dem Grab der Merowinger-Königin Arnegunde, die um 565 in Paris starb, zeigen. Hanf war ein unersetzlicher Rohstoff, um Seile, Taue und sogar Segel herzustellen.

Ohne Hanf wäre sicher vieles anders gekommen

Ohne Hanf wären die großen seefahrenden Nationen niemals zu ihren Entdeckungsfahrten aufgebrochen, hätte Kolumbus auf seinem Seeweg nach Indien Amerika nicht (wieder)gefunden, hätte es weder das Goldene Zeitalter der Entdecker in Portugal noch die Eroberungen der Spanier gegeben. Denn: **Segel und Takelage** waren aus nahezu unverwüstlichem

Hanffasern hergestellt und sogar die **Karten** der Seeleute bestanden zu jener Zeit daraus – ebenso wie ihre **Kleidung**.

Vermutlich hätten die berühmten englischen Bogenschützen ihre kriegerischen Erfolge ohne Hanf nicht erzielt. Bei der Bergung eines 1545 gesunkenen Schiffs von König Heinrich VIII. fand man 1982 über hundert **Langbögen**. Die Rekonstruktion zeigte, dass es wahre Wunderwaffen mit **Sehnen aus Hanffasern** waren – mit einer Zugkraft von bis zu 80 Kilogramm, die die Pfeile auf eine Geschwindigkeit von 200 Kilometern pro Stunde beschleunigen konnten. Für Historiker war damit endlich klar, warum es 6000 englischen Soldaten zu Fuß in der Schlacht von Agincourt 1415 gelungen war, ein Heer von 15.000 berittenen Franzosen zu besiegen. Hanf wurde – das weiß man mittlerweile – spätestens seit der Regentschaft von Wilhelm dem Eroberer (1066–1087) auf den britischen Inseln angebaut.

Werg – zum Kalfatern, also zum Abdichten der Schiffe – besteht aus Hanf. Es verschließt die Ritzen zwischen den einzelnen Schiffsplanken. Ihm kann selbst das aggressive Salz im Meerwasser nichts anhaben. Bis heute wird Werg von Klempnern als Dichtungsmaterial verwendet.

Schuhe wurden mit einer Sohle versehen, die aus Seil geflochten war – ganz ähnlich wie die *Espradrilles* heutzutage. Das Seil bestand damals und besteht heute noch aus Hanf.

Bis ins 19. Jahrhundert hinein wurden **Zelte, Teppiche, Gardinen, Bettdecken, Handtücher, Windeln** und sogar **Fahnen** aus Hanffasern hergestellt. Selbst das feine irische Linnen und beste italienische Kleiderstoffe bestanden daraus. Im Vergleich zu Baumwolle haben Hanftextilien Vorteile: Sie sind weicher, wärmer, elastischer und saugfähiger; ihre Reißfestigkeit ist höher und damit auch ihre Haltbarkeit.

Seit 1150 verwendete man in der ersten **Papier**fabrik in Europa Lumpen aus Hanftextilien. Die Fabrik in Xàtiva bei Valencia (ein bedeutendes Anbaugebiet für Hanf und Flachs in Spanien) lieferte Papier in alle Nachbarländer. Die erste Bibel wurde im Jahre 1455 auf Hanfpapier gedruckt, ebenso wie 1776 die Entwürfe für die Unabhängigkeitserklärung der britischen Kolonien vom Mutterland und ein Jahr später die Verfassung der Vereinigten Staaten.

Leinwand für Maler wurde zu großen Teilen aus Hanf hergestellt. Der Vorteil: Dieses Material ist widerstandsfähig gegen Hitze, Schimmel und Insekten und wird nicht durch Licht verfälscht oder verändert. Also verdanken wir es auch dem Hanf, dass viele Bilder der großen alten Meister bis heute erstaunlich gut erhalten sind.

Farben und Lacken setzte man Hanföl zu (oft auch Leinöl), um sie geschmeidig zu halten. Hanföl sorgte auch für Helligkeit, denn es diente über Jahrhunderte als Lampenöl.

Info

Die erste Jeans war aus Hanf

Der Schneider Levi Strauss (1829–1902) wäre sicher nicht auf die Idee gekommen, seine Arbeitshosen aus Baumwolle herzustellen. Jede seiner Jeans wurde damals aus Hanftuch gefertigt – sonst hätte sie niemals den Test bestanden, der heute noch auf dem Firmenlabel zu sehen ist: nämlich die Zerreißprobe, bei der eine Hose von zwei Pferden auseinandergezogen wird, ohne dabei entzweizugehen. Das überstehen nur Materialien wie Segeltuch aus Hanf. Und genau daraus wurden die ersten Jeans hergestellt. Allerdings nur für kurze Zeit, denn die Baumwolle hatte ihren Siegeszug schon bald angetreten.

Hanfanbau für eine unabhängige Presse

Papier war in Nordamerika teuer und schwer zu bekommen. Benjamin Franklin (1706–1790) war Drucker, Verleger, Schriftsteller, Naturwissenschaftler, Erfinder und Staatsmann. Zudem gilt er als einer der Gründerväter der Vereinigten Staaten, denn er war am Entwurf der Unabhängigkeitserklärung beteiligt und einer jener Männer, die sie unterzeichneten. Franklin gründete eine der ersten Hanfpapierfabriken – sein handfester Grund für diese Investition: In den britischen Kolonien in Amerika wollte man nicht mehr auf Papier und Bücher aus dem ehemaligen englischen Mutterland angewiesen sein. So trugen auch Franklins Hanfplantagen dazu bei, dass in den späteren Vereinigten Staaten eine freie und von der englischen Krone unabhängige Presse entstehen konnte.

Die Könige der Wikinger – Mit Hanf bestattet

Die Schiffsgräber der Wikinger (etwa 800–1050 n. Chr.), in denen sie ihre Könige bestatteten, waren mit Hanftextilien ausgeschlagen. Auf die letzte Reise gab man ihnen Hanfsamen mit, denn Hanf war kostbar für die „Nordmänner": Nur er machte es ihnen möglich, auf „große Fahrt" zu gehen – denn Taue und Segel bestanden aus Hanffasern, die widerstandsfähig gegen Salzwasser waren.

Die Industrialisierung – Niedergang des Hanfanbaus

Die große Zeit des Hanfs neigte sich ihrem Ende zu, als Maschinen erfunden wurden, mit denen Baumwolle leichter und billiger verarbeitet werden konnte. Nur so ließ sich die stetig steigende Nachfrage nach Textilrohstoffen befriedigen. Praktisch alle Textilien, bis auf einige wenige Ausnahmen, wurden fortan aus Baumwolle gefertigt, während die Verarbeitung von Hanffasern mühsame und teure Handarbeit blieb.

Als zweite Konkurrenz zu Hanf erwies sich Jute. Diese Faser hatte bis zur Zeit Napoleons kaum wirtschaftliche Bedeutung. Als allerdings durch die französische Seeblockade im Jahre 1810 Großbritannien von der russischen Hanfproduktion abgeschnitten wurde, waren die Engländer gezwungen, eine andere, preiswerte Faser zu finden. In Indien, einer ihrer Kolonien, wurden sie fündig. Nur knapp 100 Jahre später, im Jahre 1907, wurde Jute bereits als zweitwichtigster Faserrohstoff auf dem Weltmarkt gehandelt. Aus Jute stellte man jetzt all jene Güter her, die zuvor aus Hanf gefertigt worden waren: Säcke, Planen, Gurte und Verpackungsmaterial. Anbau und Verarbeitung waren bei der Jutefaser keineswegs weniger aufwendig als bei Hanf, doch hier war der Preis entscheidend: Indien konnte mit niedrigsten Löhnen aufwarten und so war Jute trotz der Transportkosten billiger als die Hanffaser.

Als Drittes kam hinzu, dass die Seeschifffahrt seit dem 18. Jahrhundert keine so große Rolle mehr spielte. Damit war ein bedeutender Absatzmarkt für Hanfprodukte einfach weggebrochen.

Auch für die Papierherstellung war Hanf ebenfalls nicht mehr nötig. 1799 wurde in Frankreich eine Maschine erfunden, mit der man Papier in einer endlos umlaufenden Bahn produzieren konnte, solange eben das Ausgangsmaterial reichte. Bis zu diesem Zeitpunkt musste jeder Bogen Papier Stück für Stück hergestellt werden. Die erste deutsche Fabrik, die nach dieser neuen Methode arbeitete, wurde 1819 in Berlin eröffnet, nicht einmal ein Vierteljahrhundert später war diese Art der Herstellung in ganz Deutschland üblich.

Die alte Zeit der Papierproduktion als „weiße Kunst“ war vorüber und damit auch die Zeit von Hanf und Flachs als Rohstoffe für Papier. Da durch die maschinelle Papierherstellung der Bedarf enorm anstieg, reichten die Erträge des heimischen Hanfanbaus einfach nicht mehr aus. Eine Mischung aus Holz und Textilfasern erwies sich als Alternative, vor allem als die chemische Herstellung von Zellstoff aus Holz möglich geworden war.

Allerdings wurden dafür chemische Zusätze verwendet, die, wie man leider erst später feststellte, einen entscheidenden Nachteil hatten: Sie machten das Papier „sauer“. Das Papier enthält Säure, von der es nach und nach zerfressen wurde. Aus diesem Grund „zerbröseln“ in Bibliotheken auf der ganzen Welt Bücher, die nach 1850 gedruckt wurden, nach und nach. Ältere Werke bleiben dagegen gut erhalten. Und so könnten wir heute die erste Gutenberg-Bibel aus dem Jahre 1455 noch Seite für Seite lesen und umblättern, denn sie ist auf Hanfpapier gedruckt.

Kriegszeiten – Ein kurzer Aufschwung

Im Ersten (1914–1918) wie im Zweiten Weltkrieg (1939–1945) rückte Hanf wieder ins allgemeine Interesse. In Deutschland war man

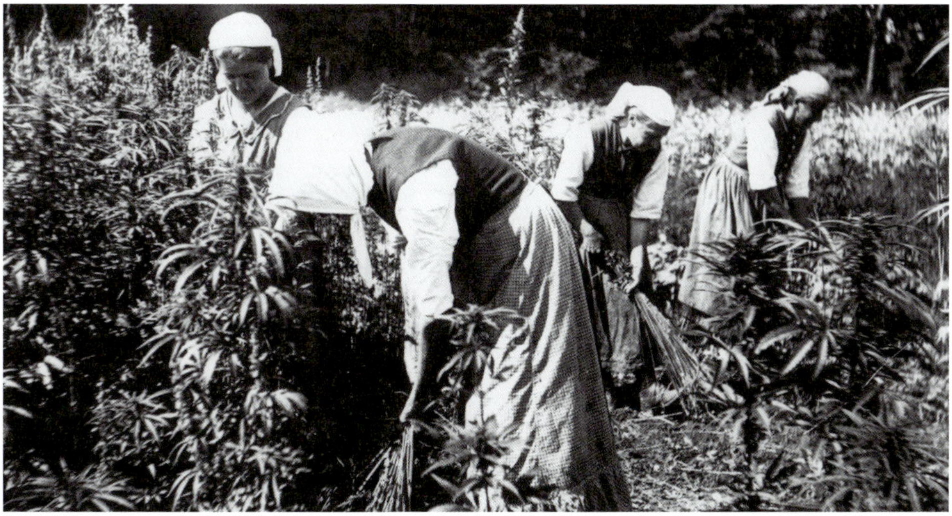

Frauen bei der Hanfernte in Württemberg (um 1914)

plötzlich isoliert und konnte sich die nötigen Rohstoffe nur noch begrenzt auf dem Weltmarkt besorgen. Weder verkauften die Amerikaner ihre Baumwolle noch die Briten ihre Jute an die Deutschen. Die Preise für Importe von Faserrohstoffen stiegen auf bis das Vierfache und die Preise für heimische Hanfprodukte schossen ebenfalls in die Höhe. Damit wurde Hanf plötzlich wieder interessant.

Der Nachteil war, dass Anbau und Verarbeitung 100 Jahre lang keine Innovation erfahren hatten. In Deutschland waren es vormals meist kleine Bauern gewesen, die Hanf angebaut hatten. Es hatte keine großen Plantagen gegeben wie in den Vereinigten Staaten.

Der Aufschwung des Hanfanbaus hielt nach dem Ersten Weltkrieg allerdings nicht sehr lang an: Bereits 1920 gab es nur noch gut 5000 Hektar Anbaufläche, der Weltmarkt auch für Baumwolle war den Deutschen wieder zugänglich und damit versank der Hanf ein weiteres Mal in Vergessenheit.

Das änderte sich erst wieder, als die NSDAP 1933 an die Macht kam: Man legte Wert auf die Verwendung heimischer Rohstoffe – damit stand Hanf wieder an erster Stelle. Kein Wunder also, dass der Reichsnährstand Werbung für den Anbau von Hanf auf deutschem Boden machte. Fast alle Textilgewebe, die das Militär nutzte – für Uniformen,

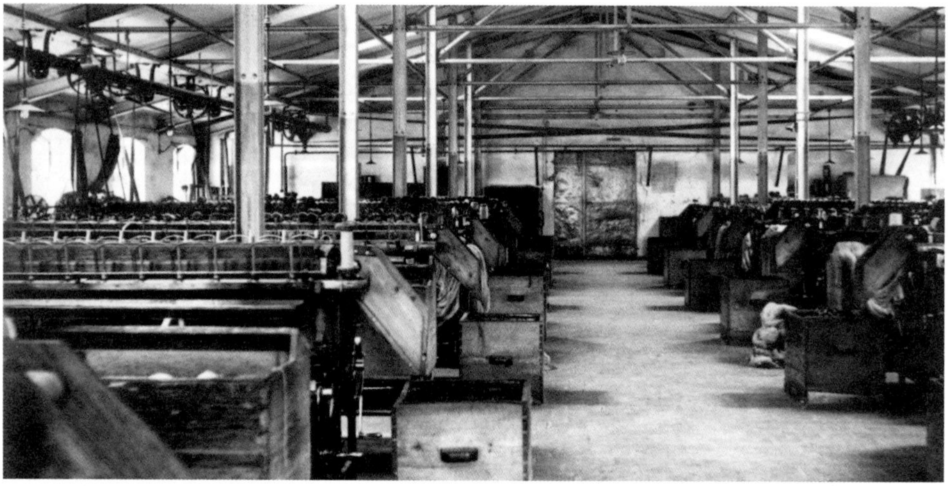

Spinnsaal der Hanfwerke in Füssen (1926)

Zelte oder Lkw-Planen –, waren aus Hanf gefertigt, sogar die Stiefel wurden mit Hanfschnürsenkeln gebunden. Der Anbau im eigenen Land reichte dafür bei Weitem nicht aus, fast vier Fünftel des Hanfes mussten importiert werden. Der größte Teil kam dabei aus Italien, wo es weiterhin einen florierenden Hanfanbau gab.

Ähnlich war es in den USA: Das Verbot von Marihuana im Jahre 1937 hatte gleichzeitig dazu geführt, dass Hanf nicht mehr angebaut werden durfte (siehe im Folgenden). Nach dem Eintritt der Vereinigten Staaten 1941 in den Krieg war der Hanfanbau wieder erwünscht. Das US-amerikanische Landwirtschaftsministerium ließ sogar einen fast fünfzehnminütigen Dokumentarfilm drehen, der sich speziell an Farmer im eigenen Land richtete und sie zum Hanfanbau bewegen sollte.

Die Regierung teilte Hanfsamen aus, der Verzehr von Hanfprodukten war erlaubt, ja sogar erwünscht (und das betraf selbst das Rauchen von Marihuana!). *Hemp for Victory* („Hanf für den Sieg") bleibt genau bis zum Kriegsende aktuell – danach wurden sowohl der Hanfanbau als auch der Genuss von Marihuana wieder verboten.

Das Anbauverbot in den USA und in Europa

In den 1930er-Jahren gab es in den Vereinigten Staaten Maschinen, die Anbau und Verarbeitung von Hanf beträchtlich erleichterten. Viele Farmer hätten mit Hanfanbau ihren Lebensunterhalt verdienen können. Die wirtschaftlichen Interessen der großen Holz-, Papier- und Zeitungsunternehmen lagen allerdings ganz und gar nicht im Anbau von Hanf.

Zur selben Zeit hatte der amerikanische Chemiekonzern *DuPont* ein Verfahren entwickelt – und dann ein Patent angemeldet –, mit dem Papierherstellung aus Holzzellulose möglich war. Außerdem hatte *DuPont* sich ein Verfahren patentieren lassen, um Plastik aus Öl und Kohle herzustellen, und die Nylonfaser erfunden. Es gab entsprechende Verträge mit Erdölförderern, die den Nachschub mit Rohstoffen sicherstellen sollten. Historiker sind sich heute darüber einig, dass *DuPont* in den nächsten 50 Jahren etwa 80 Prozent seiner gesamten Produktion auf diese drei Patente verwendet hätte. Ein Riesengeschäft also.

Konkurrenz durch Hanfpapier und andere Produkte aus Naturstoffen hätte diesen Erfolg bedroht. Das war der Grund, warum Harry J. Anslinger (1892–1975), der Leiter der Drogenbehörde in den Vereinigten Staaten, beauftragt wurde, das Hanfgeschäft ein für alle Mal zu unterbinden. Der Zeitpunkt war günstig, denn es gab in den USA starke rassistische Tendenzen, die ein Hanfverbot erleichterten: Die Zeitungen des Medienzaren William Randolph Hearst (1863–1951) hatten schon 1925 begonnen, gemeinsam mit der sogenannten Anti-Marihuana-Lobby gegen Schwarze, Latinos und Mexikaner zu hetzen, die den größten Teil der Marihuana-Konsumenten ausmachten. Es passte also gut, dass sich nun eine andere mächtige Gruppe gegen den Hanfanbau wendete.

Den meisten (weißen) Bürgern war gar nicht klar, dass Hanf dasselbe ist wie Marihuana. Es gab dazu keinerlei Aufklärung, im Gegenteil: Die Drogen- und Rauschgiftbehörde erklärte 1937 vor dem amerikanischen Kongress, dass – entgegen aller bis dahin vorliegenden Untersuchungen und Studien – Marihuana die gefährlichste und vor allem am meisten Gewalt erzeugende Droge überhaupt sei.

Der Propagandafilm *Marihuana. The Killer of Youth* wurde überall gezeigt und brachte viele Bürger zu der Überzeugung: Nur wer faul, schmutzig, Latino oder Schwarzer war, rauchte Marihuana – und beging dann Gewaltverbrechen wie Mord, lief Amok und vergewaltigte weiße Frauen. Der Kongress entschied entsprechend: Im selben Jahr wurde sowohl der Hanfanbau verboten als auch der Genuss von Marihuana streng untersagt.

Das Ganze ging noch weiter: Anslinger wurde 1947 Vorsitzender der UN-Drogenkommission. Schon seit Jahren hatte er die durch nichts bewiesene These vertreten, Marihuana würde zwangsläufig zum Konsum von Heroin führen. Durch diese sogenannte Einstiegstheorie (die weder damals noch heute durch irgendeine Untersuchung oder Studie belegt ist – im Gegenteil!) wurde Cannabis verteufelt. Anslinger erreichte tatsächlich, dass die WHO (*World Health Organization*, Weltgesundheitsorganisation) 1954 veröffentlichte, Cannabis habe keinerlei therapeutischen Wert, es sei sogar gefährlich.

Sieben Jahre später gelang Anslinger der große Durchbruch: 1961 wurde das globale Verbot von Marihuana durchgesetzt. *„In der Sorge um die körperliche und sittliche Gesundheit der Menschheit“* wurde im „Einheits-Übereinkommen von 1961 über die Betäubungsmittel" (*Single Convention on Narcotic Drugs, 1961*) beschlossen, dass auch Hanf und seine Derivate unter dieses Verbot fallen. Dem Abkommen schlossen sich praktisch alle UN-Staaten an. Allerdings musste die WHO 1969 eingestehen, dass Hanf keinerlei physische Abhängigkeit verursacht. Sie empfahl allerdings weiterhin eine gesetzliche Kontrolle.

Im Zuge dieser Kampagne und der entsprechenden Abkommen war der Hanfanbau, auch als Nutzhanf ohne nennenswerten THC-Gehalt, fast überall auf der Welt verboten, so auch in Deutschland von 1982 bis 1996.

Seit 1996 wird nun in Deutschland wieder Nutzhanf angebaut, allerdings unter strengen gesetzlichen Auflagen und nicht von Privatpersonen. Dasselbe gilt für medizinischen Hanf, dessen Anbau seit März 2017 ebenfalls unter strengsten Auflagen für medizinische Unternehmen erlaubt ist.

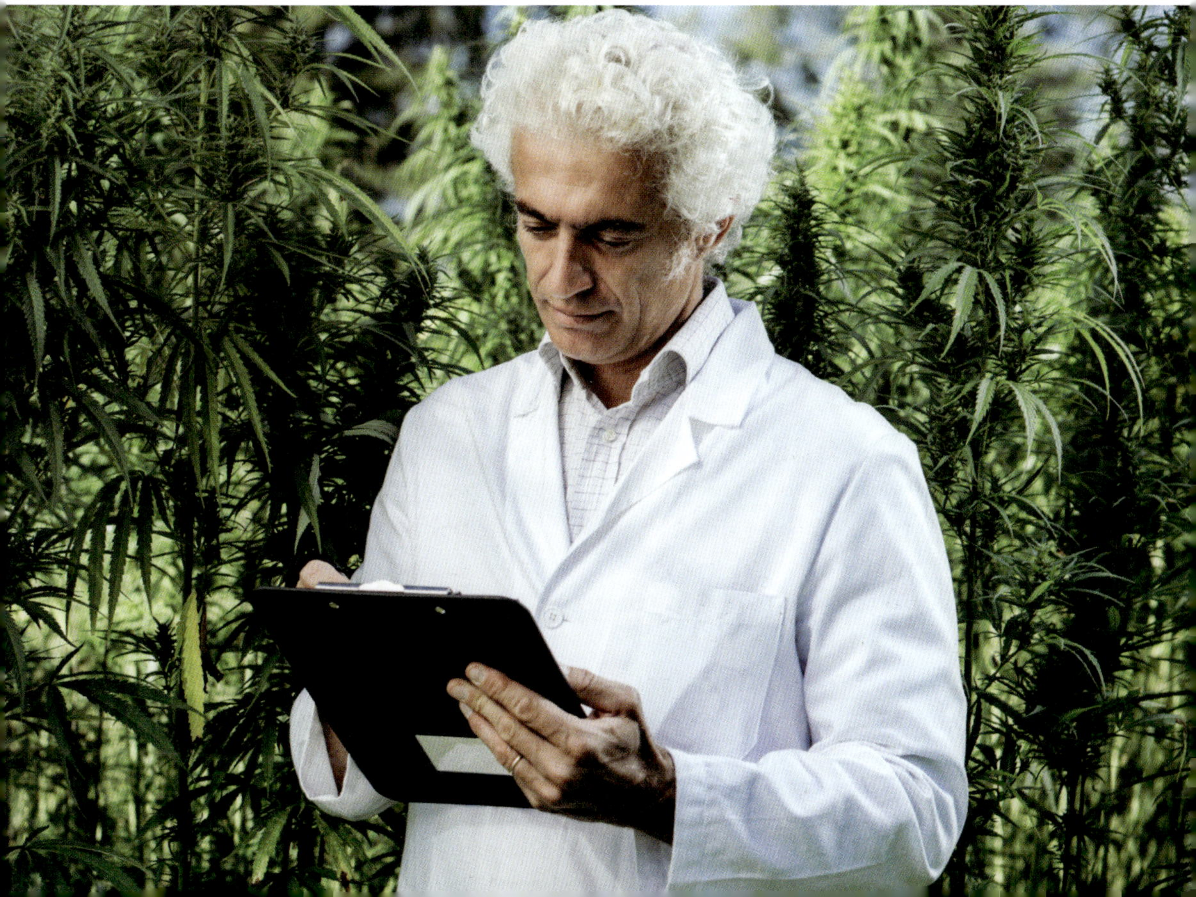

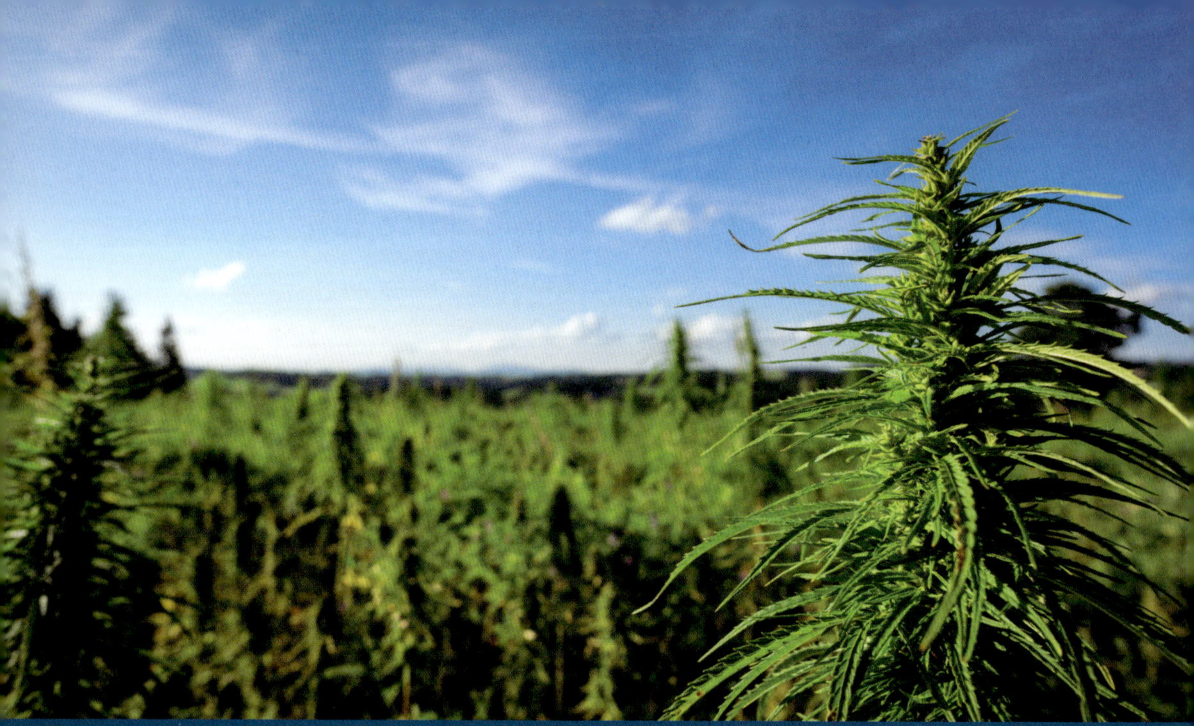

Zur Sache: Die verschiedenen Arten von Hanf

„Hanf ... ja, ist das denn nicht Cannabis? Da sind doch berauschende Stoffe drin!" – Ja und nein. Ja, Hanf ist Cannabis. Und nein: Hanf ist nicht „automatisch" ein pflanzliches Rauschmittel. Es kommt auf die Sorte an.

Botanische Einordnung und Eigenschaften

Hanf gehört zur Familie der *Cannabacea*, so der botanische Name für Hanfgewächse. In dieser Familie gibt es zwei wichtige und schon lang bekannte Nutzpflanzen: den Hopfen (*Humulus*) und den Hanf (*Cannabis*).

Der Hanf stammt ursprünglich vermutlich aus Zentralasien, ist aber mittlerweile auf der ganzen Welt verbreitet. Er wächst wild

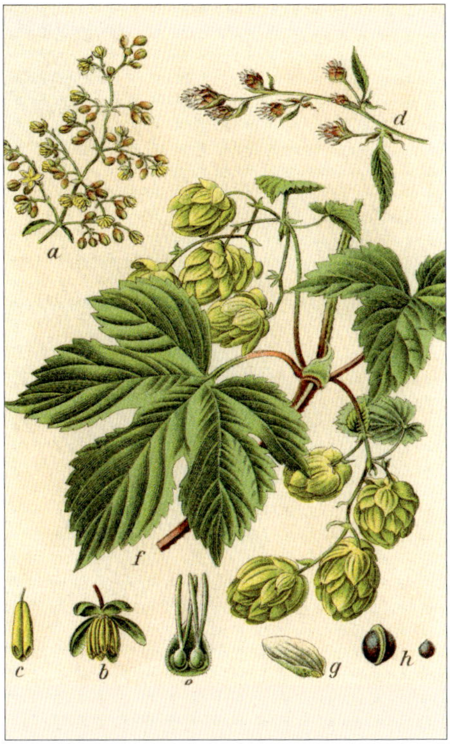

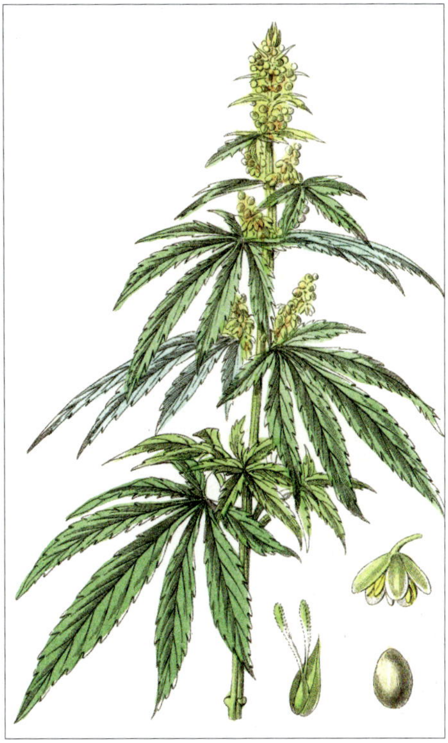

Sowohl Hopfen (*Humulus*; links) als auch Hanf (*Cannabis*; rechts) gehören zur Familie der Hanfgewächse.

und kultiviert am besten in gemäßigten bis tropischen Gebieten. Man kann ihn unter bestimmten Bedingungen auch im Treibhaus (*indoor*) ziehen. Während die meisten Pflanzenarten einhäusig sind (weibliche und männliche Blüten finden sich auf einer Pflanze), ist der Hanf eine große Ausnahme: Hanfpflanzen sind in der Regel zweihäusig (*diözisch*), es gibt also Pflanzen mit männlichen *und* solche mit weiblichen Blütenständen.

Für den Hanfanbau zur **Fasergewinnung** bevorzugt man im Grunde eine botanische Ausnahme, nämlich die in der Natur selten vorkommenden einhäusigen (*monözischen*) Pflanzen. Sie reifen alle gleichzeitig, man kann sie daher in einem Arbeitsgang ernten. Bei *diözischen* Sorten dagegen reifen die männlichen vor den weiblichen Pflanzen, man müsste also je nach Reifegrad zweimal ernten.

Beim Anbau für **Arzneimittel (oder Drogen)** werden männliche Hanfpflanzen sofort aussortiert, sobald man ihr Geschlecht erkennt. Weibliche Cannabis-Pflanzen produzieren wesentlich mehr Hanfharz – das ist vor allem bei den Sorten wichtig, die für die Herstellung von Arzneimitteln (oder Drogen) verwendet werden. Die männlichen Pflanzen spielen dennoch ebenfalls eine wichtige Rolle: Zwar ist ihre Harzproduktion geringer, doch ohne männliche Exemplare ist die Weiterzucht und damit die genetische Verbesserung von Hanf nicht möglich.

Die entscheidenden Inhaltstoffe, vor allem die Phyto-Cannabinoide (also pflanzliche Cannabinoide im Gegensatz zu synthetischen) befinden sich nicht in der Pflanze selbst, sondern sitzen jeweils auf Trichomen, also in den „Pflanzenhaaren" auf den äußeren Blütenhüllen (Kelchblättern) und in den Blattachseln (der Tragblätter) vor allem weiblicher Pflanzen.

Hanf wird als meist einjährige Pflanze beschrieben. Typisch ist der gesägte Blattrand, und auch die Form der Blätter – den ausgestreckten Fingern einer Hand nicht unähnlich – hat einen großen Wiedererkennungswert. In freier Natur werden Hanfpflanzen 4, in einzelnen Fällen sogar bis 6 Meter hoch. Sie haben eine Pfahlwurzel, die bis zu 2½ Meter tief in die Erde reicht. Sie gelangen also selbst bei oberflächlich trockenem Boden noch an Wasserreservoirs. Ihre Nebenwurzeln werden bis zu 80 Zentimeter lang. Hanf blüht normalerweise von Juni bis September. Die Früchte („Hanfsamen" oder „Hanfnüsse") sind im Juli reif und können dann geerntet werden.

Man kann erst kurz vor der vollen Blüte erkennen, ob eine Pflanze männlich oder weiblich ist. Die „Vorblüten" befinden sich an den Nodien (das sind die Sprossknoten am Stängel). Männliche Blüten sind eher in losen Rispen angeordnet. Der weibliche Hanf blüht etwas später und zeigt dabei oft weiße Härchen (*Trichome*). Der Blütenstand hat eher eine Traubenform.

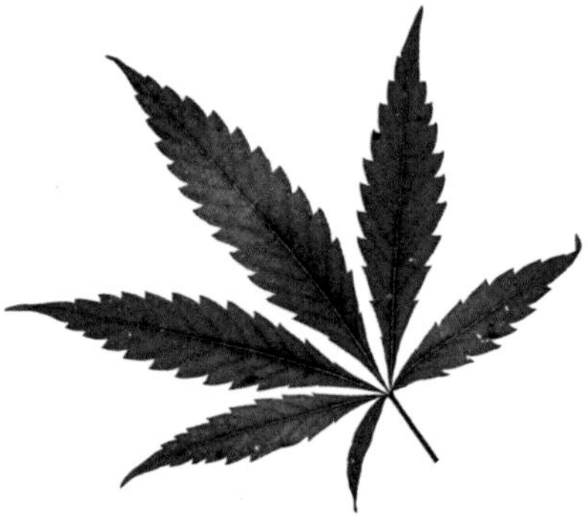

Die handförmigen Hanfblätter mit ihrem gesägten Blattrand sind leicht zu erkennen.

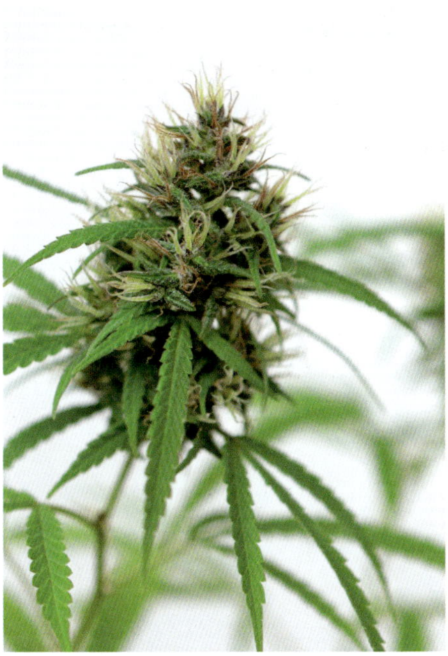

Weibliche Hanfblüte

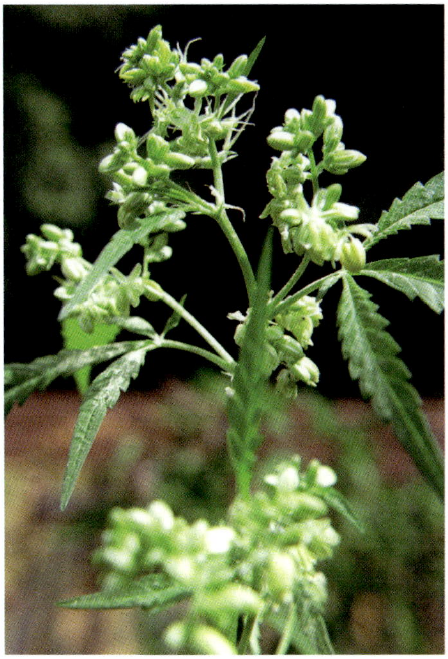

Männliche Hanfblüte

Info

Echter Hanf und Indischer Hanf: Die beiden wichtigsten Cannabis-Sorten

Heutzutage ist die botanische Bezeichnung Cannabis im allgemeinen Sprachgebrauch meist für jene Hanfsorten „reserviert", die die psychoaktiv wirkende Substanz THC (Tetrahydrocannabinol) enthalten. Alle anderen Sorten, aus denen man u. a. Samen und Öl für unsere Ernährung gewinnt, fasst man unter der allgemeinen Bezeichnung „Nutzhanf" zusammen.

Selbst wenn es in der Wissenschaft umstritten ist, ob Indischer Hanf eine eigene Pflanzenart ist oder aber doch eine Unterart des Echten Hanfs, unterscheidet man derzeit grundsätzlich zwei Arten von Hanfpflanzen:

1. **Echten** oder **Gewöhnlichen Hanf** (*Cannabis sativa*), der kaum THC enthält, dafür aber vielseitig verwendbar ist und deshalb auch „Nutzhanf" genannt wird, sowie
2. **Indischen Hanf** (*Cannabis indica*), aus dem man medizinisches Marihuana und Rauschdrogen gewinnt.

Hanf in der „Grower Szene"
In Züchterkreisen („Grower"), die den Hanfanbau zur Gewinnung von Rauschdrogen betreiben, ist die Unterscheidung zwischen *Sativa* und *Indica* ein wenig anders. Auch hier kennt man *Cannabis sativa*-Sorten, versteht darunter jedoch Pflanzen, die eine besonders starke psychoaktive Wirkung haben. Sie werden meist *indoor* angebaut, während die *Cannabis indica*-Sorten auch bei niedrigeren Temperaturen gedeihen und deshalb im Freien angepflanzt werden können. In sogenannten *Seedbanks* beispielsweise in den Niederlanden kann man auch Mischformen aus beiden Sorten kaufen: Die *Indica-Sativa* soll die Vorteile beider Sorten vereinen.

Info

Wilder Hanf

Wilder oder **Ruderalhanf** *(Cannabis ruderalis)* enthält wie Echter Hanf wenig THC. Die Pflanzen erreichen eine Höhe von höchstens 2 Metern, im Durchschnitt werden sie allerdings nur etwa 1 Meter hoch. Ruderalhanf kommt als Wildpflanze vor, doch man ist sich noch nicht ganz sicher, ob es sich um eine eigenständige Art handelt (wie der russische Botaniker Dmitri Janíschewski 1924 vorschlug) oder ob man ihn als Unterart des Echten Hanfs klassifizieren muss. Genetische Überprüfungen führten bislang zu keinem Ergebnis.

Wilder Hanf wächst in Zentralasien, er wird eher als Unkraut denn als Nutzpflanze betrachtet. In der Zucht von Hanfsamen zur Gewinnung von psychoaktiven Stoffen wurde Ruderalhanf mit Indischem Hanf gekreuzt. Der Grund dafür ist, dass die neu aus der Züchtung entstandenen Sorten – wie auch Ruderalhanf selbst – bereits nach 4 Wochen automatisch zu blühen beginnen. Diese Eigenschaft des *auto flowering* ist vor allem beim (illegalen) Eigenanbau von Hanfpflanzen erwünscht. Im Freien angebaut, können solche *auto flowering*-Hanfsorten nämlich unter günstigen Bedingungen in einem Sommer mehrmals abgeerntet werden.

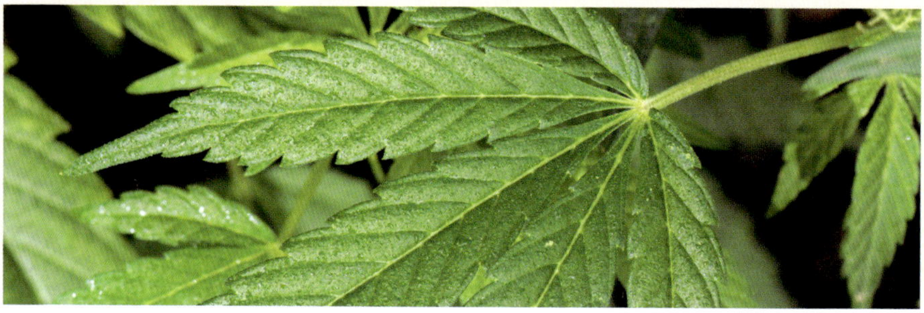

Cannabis sativa, der Nutzhanf

Sativa-Sorten werden etwa 4 Meter groß, ihre Blätter sind eher feingliedrig und selten breiter als 1½ Zentimeter. Derzeit sind vom *Bundesamt für Landwirtschaft und Ernährung* 53 Arten von Nutzhanf für den Anbau in Deutschland zugelassen (Stand März 2017). Der Anbau von zwei weiteren Sorten ist derzeit untersagt, weil deren durchschnittlicher Gehalt an THC mehrmals in Folge und in allen Proben über dem zulässigen Grenzwert lag.

Das lateinische *sativa* bedeutet so viel wie „gesät, gepflanzt“, und die Bezeichnung weist schon darauf hin, dass dieser Hanf kultiviert wurde, und das wohl schon seit Jahrtausenden. Nutzhanf wurde immer weiter genetisch verfeinert, sodass er heute einen hohen Faseranteil von bis zu 40 Prozent hat. Er ist so gezüchtet, dass er *weniger als 0,2 Prozent THC* enthält. Damit ist er keinesfalls zur Produktion von Cannabis-haltigen Medikamenten oder gar als psychoaktive Substanz geeignet. Aus den verschiedenen Sorten des Nutzhanfs lassen sich eine ganze Reihe von verschiedenen Produkten herstellen:

- Aus den **Fasern** stellte man früher Seile, Taue und sogar Segeltuch her. Heute dienen sie zur Produktion von Textilien, Zellstoff und Papier, in Verbindung mit anderen Materialien auch zur Produktion von Dämm- oder Naturverbundfaserstoffen.
- Die **Schäben** – die Überreste aus der Faserherstellung – wurden früher vor allem als Brennstoff verwendet; heute finden sie, weil sie sehr viel Flüssigkeit binden können, vor allem als Tiereinstreu Verwendung.

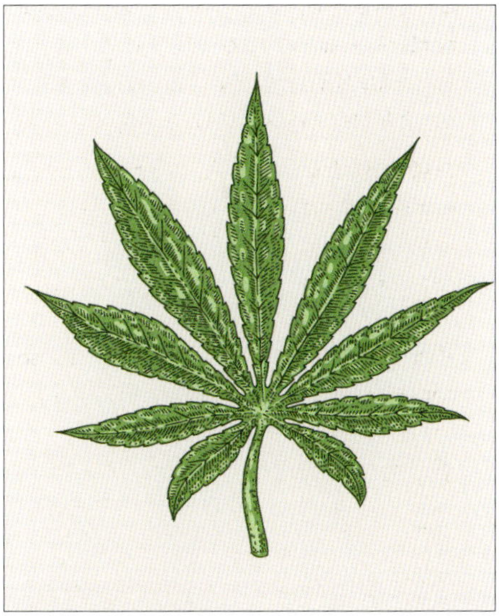

Cannabis sativa

- Aus **Hanfblättern** – seltener aus den Blüten – gewinnt man ätherische Öle. Ätherisches Hanföl wirkt, mischt man es neutralen Massageölen bei, beruhigend und entspannend; in der Aromatherapie setzt man dieses Öl ebenfalls ein.
- **Hanfsamen** sind die Basis für das aus ihnen hergestellte Hanföl, das nicht nur als Lebensmittel, sondern auch zur Herstellung von Kosmetikprodukten verwendet wird. Die rohen Samen sind ein beliebtes Lebensmittel – etwa als Zusatz für Salate und Müsli, für Backwaren und in Gerichten. Man kann sie auch geröstet verzehren. Überreste aus der Ölpressung werden zu Hanfmehl weiterverarbeitet, das wiederum anderen Mehlen beim Backen zugesetzt werden kann.
- Aus **Blättern und Blütenständen** wird direkt nach der Ernte in einer Kaltpressung Hanfsaft gewonnen.

Hanfsaft – Nahrungsergänzung und Arzneimittel?

Hanfsaft gilt als besonders spannungslösend für Geist und Körper. Dieses relativ neue Produkt wird in einem weltweit patentierten Verfahren hergestellt, bei dem alle wertvollen Inhaltstoffe, vor allem essenzielle Amino-, wichtige Omega-Fettsäuren und eine große Anzahl von Cannabinoiden (CBD) erhalten bleiben. Der Saft, den man dabei gewinnt, hat keine berauschende Wirkung, sondern gilt als Nahrungsergänzungs- und Würzmittel.

Sein Geschmack ist *umami* (also würzig) – eine der fünf Grundqualitäten unseres Geschmackssinns, neben süß, sauer, salzig und bitter. Der Saft eignet sich gut zum Würzen von Getränken und Speisen – sie erhalten so einen herzhaften Geschmack. Da der Saft aus Nutzhanf gepresst wird, enthält er kaum (weniger als 0,2 Prozent) THC. Durch das schonende Pressverfahren bleibt CBD, also das ebenfalls im Hanf enthaltene Cannabidiol, weitgehend erhalten. Ihm werden zahlreiche gesundheitliche Wirkungen zugeschrieben.

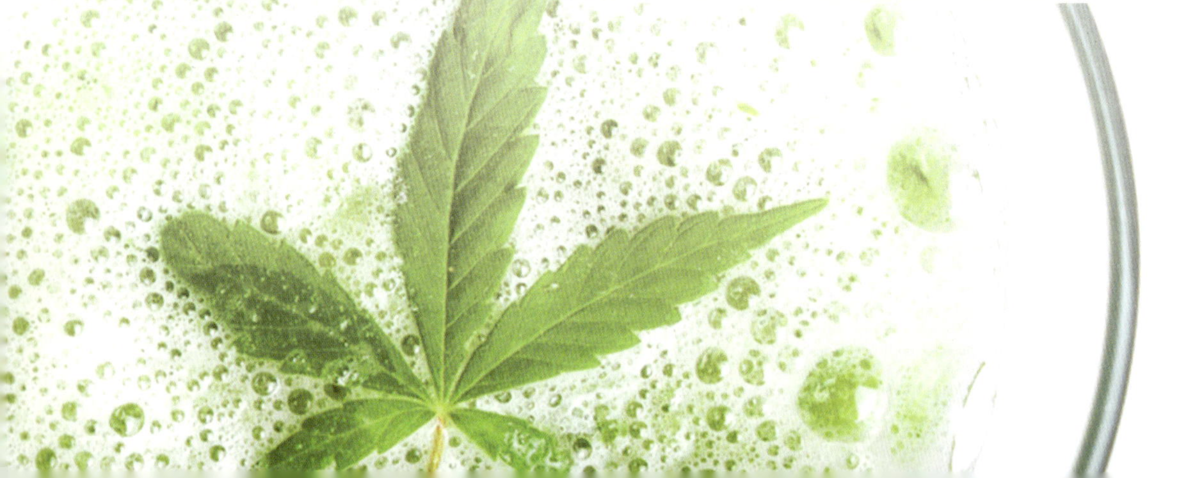

Cannabis indica, der Indische Hanf

Im Unterschied zu Nutzhanf wachsen *Indica*-Sorten nur etwa 1½ Meter hoch, sie sind insgesamt buschiger und ihre Blätter breiter. Botaniker sind sich, wie bereits erwähnt, nach wie vor nicht einig, ob Indischer Hanf (*Cannabis indica*) eine eigene Pflanzenart oder doch eine Unterart von *Cannabis sativa* ist.

Indica-Sorten gibt es unzählige. Der ursprüngliche Hanf stammt zwar aus Zentralasien, aber selbst bei heute gefundenen Pflanzen aus dieser Region lässt sich nicht mehr feststellen, ob es sich tatsächlich um Wildpflanzen handelt oder aber um Nachkömmlinge ausgewilderter ehemaliger Kulturpflanzen. Weil sich in den unterschiedlichsten Regionen der Erde unzählige private Züchter mit der Kultivierung von Indischem Hanf beschäftigt haben und heute noch beschäftigen, weil ständig Sorten gekreuzt werden und so immer wieder neue *Indica*-Sorten entstehen, ist es schwierig, genauere Angaben dazu zu machen, wie viele unterschiedliche Sorten es gibt. Eine Kontrolle ist kaum möglich, denn der Anbau zur Herstellung von Rauschmitteln ist in vielen Staaten auf der Welt illegal und geschieht daher im Verborgenen.

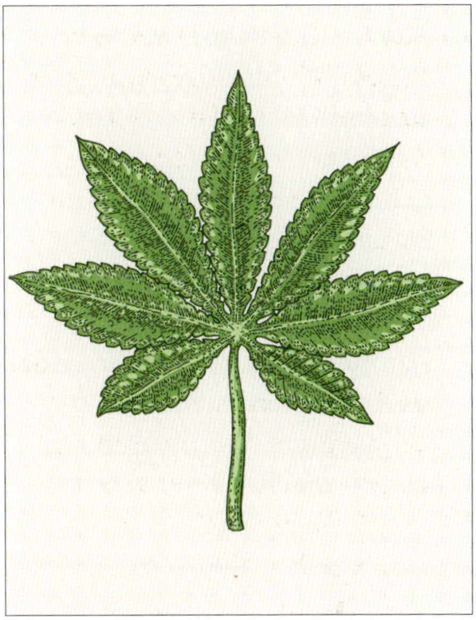

Cannabis indica

Beim Anbau von Indischem Hanf legen die Züchter vor allem Wert auf einen hohen THC-Gehalt. Blüten und Blätter der Pflanze werden zur Herstellung von Haschisch und Marihuana sowie zur Herstellung von Medikamenten genutzt. Es gibt verschiedene *Indica*-Produkte:

- **Marihuana** (auch: **Gras**) besteht aus zerkleinerten, getrockneten Blüten und Blättern einer weiblichen *Indica*-Pflanze. Meist wird Marihuana geraucht, seltener gegessen (beispielsweise fein im Mörser zerrieben in Butter oder Backwerk) oder als Tee getrunken.

- **Haschisch** (auch: **Hasch** oder **Shit**) ist zu Blöcken gepresstes, weiches Harz, das man aus der weiblichen Pflanze gewinnt, und zwar vor allem aus den Blütenständen, denn diese enthalten mehr Harzdrüsen als die übrigen Teile der Pflanze. Im Hanfharz sind bis zu vier Fünftel Cannabinoide enthalten. Den größten Anteil daran hat das rauschbewirkende Cannabinoid THC mit bis zu 15 Prozent. Auch Haschisch wird geraucht, oft in einer Pfeife (Bong) oder einem Holzröhrchen (Schillum), aber auch gegessen (beispielsweise als Zutat zu *Space Cookies* oder in Schokolade).

Marihuana und Haschisch sind in den meisten Ländern verboten. Das betrifft den Genuss und den Handel sowie den Besitz.

Info

So viele Namen

Möglicherweise ist das im mexikanischen Spanisch entstandene Wort *Marihuana* für „Hanf" den Sprachen mittel- oder südamerikanischer Indianer entlehnt. Im karibischen Raum wird Marihuana *Ganja* genannt, nach der im indischen Sanskrit üblichen Bezeichnung für Hanf. *Sinsemilla* (spanisch *sin semilla*: „ohne Samen") ist die Bezeichnung für Marihuana, das ausschließlich aus weiblichen und noch nicht bestäubten Hanfblüten besteht (also keinerlei Samen enthält).

Woher Haschisch kommt

Nach wie vor gehört Marokko neben Afghanistan, dem Libanon, Indien und Pakistan zu den Hauptproduzenten von Haschisch (Bericht der UNODC – *United Nation Office on Drugs and Crime*, 2017).
In Afghanistan wurden 2010 auf einem Hektar Land durchschnittlich 145 Kilogramm Cannabis-Harz produziert. Europäische Sorten – vor allem aus den Niederlanden – enthalten heute oft mehr THC als Hanfpflanzen aus den traditionellen Anbaugebieten in Asien und Afrika. Allerdings kommen diese europäischen *Indica*-Sorten meist als Marihuana auf den Markt, selbst wenn in den holländischen *Coffeeshops* auch Haschisch angeboten wird.

Info

Wie aus tausendundeiner Nacht

Das Wort *Haschisch* stammt aus dem Arabischen und bedeutet so viel wie „Gras".
Für die verschiedenen Sorten gibt es eine ganze Reihe und teilweise auch wildromantische Namen: *Schwarzer Afghane, Roter* und *Gelber Libanese* oder *Grüner Türke* weisen auf Farbe und Herkunft des Hanfharzes hin. Daneben gibt es Sorten wie *Black Maroc, Casablanca, Caramellos* oder *Chocolata, Kashmiri, Saharasand, King Mohammed* und *King Hassan, Sierra Ketama, Yellow Bird* und *Morgentau* – der Fantasie sind hier keine Grenzen gesetzt.

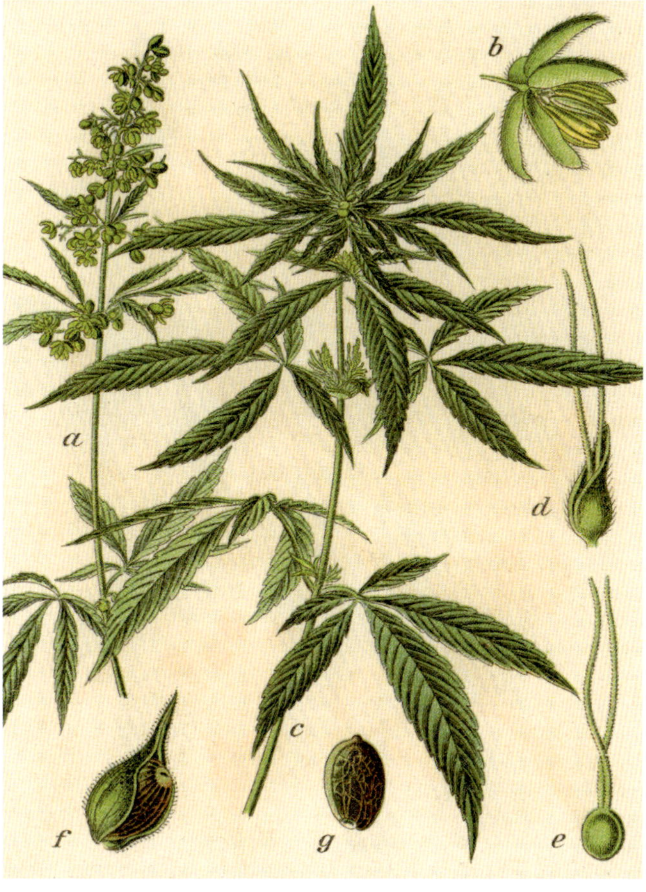

Der Hanf (hier: *Cannabis sativa*): a) blühende männliche Pflanze; b) männliche Blüte, vergrößert; c) blühende weibliche Pflanze; d) weibliche Blüte mit Schutzblatt; e) weibliche Blüte ohne Schutzblatt; f) Frucht mit Schutzblatt; g) Frucht ohne Schutzblatt

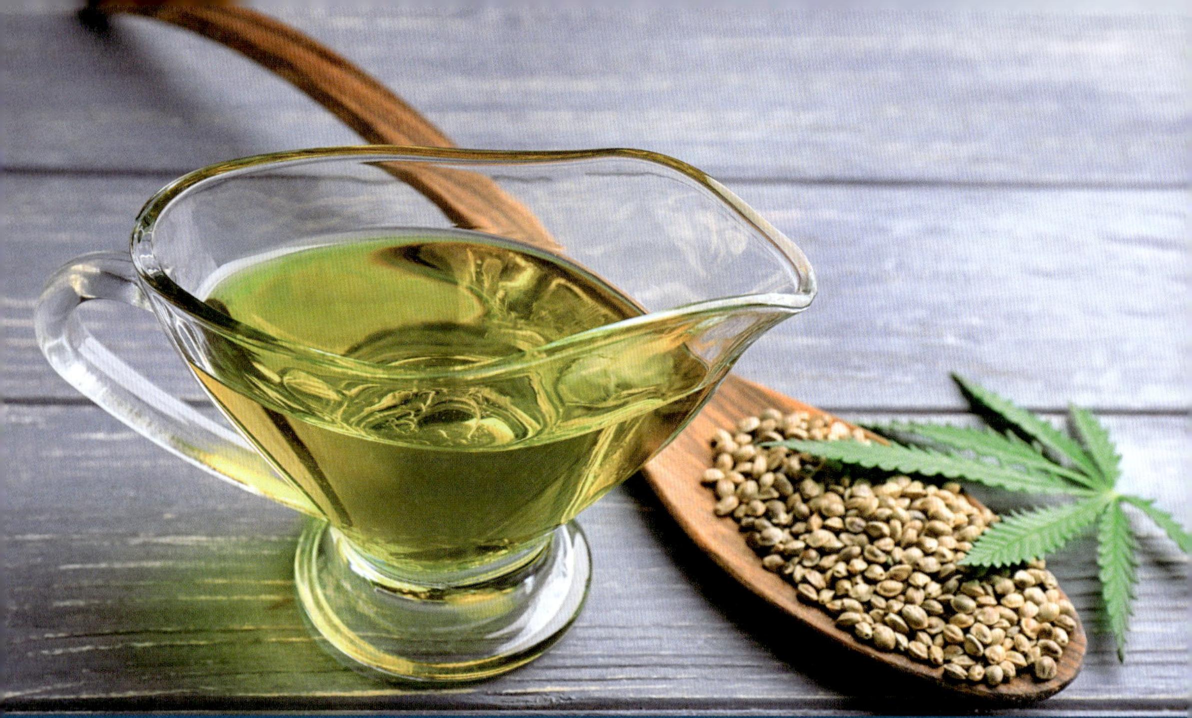

Die Inhaltstoffe von Hanfsamen und Hanfsamenöl

Hanfsamen und Hanfsamenöl, die im Handel angeboten werden, haben keine berauschende Wirkung, sondern sind einfach nur Lebensmittel, die für eine ausgewogene Ernährung und damit für unsere Gesundheit eine wichtige Rolle spielen. Samen und Öl enthalten viele essenzielle Nährstoffe in einer beachtlichen Konzentration.

Hanföl (besser und genauer: Hanfsamenöl) wird aus den Samen gepresst. Wie bei qualitativ besonders gutem Olivenöl wird darauf geachtet, dass die Pressung „kalt", also nicht durch zusätzliche Erhitzung geschieht, damit die wertvollen Inhaltstoffe fast vollständig erhalten bleiben.

Info

Was sind eigentlich Hanfnüsse?

Hanfsamen werden manchmal auch unter der Bezeichnung *Hanfnüsse* im Handel angeboten. Wer unter Nussallergie leidet, sollte sich hiervon nicht beirren lassen: In den Samen des Hanfs sind keinerlei Nussallergene enthalten. Selbst Allergiker können sie also bedenkenlos verzehren beziehungsweise in der Küche verwenden.

Und wo ist nun das THC?

Weder Hanfsamen noch Hanfsamenöl enthalten psychoaktive Substanzen. Bei den in der EU für den Anbau erlaubten Hanfsorten ist der Gehalt an THC (Tetrahydrocannabinol) sehr gering. Doch selbst wenn man die Samen bei THC-reichen Hanfsorten ernten würde, wäre der Anteil der psychoaktiven Substanz im später aus den Samen gewonnenen Öl äußerst gering und würde weder eine Rauschwirkung erzeugen noch eine gesundheitliche Gefährdung darstellen. Denn THC wird nicht in den Samen, sondern in den Drüsenhaaren auf den Blättern im Blüten-und Fruchtbereich weiblicher Pflanzen produziert.

Die drei grundlegenden Bestandteile unserer Ernährung

Kohlenhydrate, Fette und Eiweiß – das sind die drei wichtigsten Bestandteile unserer Nahrung. Da sie auch quantitativ überwiegen, werden sie „Makronährstoffe“ genannt. Ergänzt werden sie durch „Mikronährstoffe“, zu denen Vitamine und Mineralstoffe gehören.

Kohlenhydrate – Die wichtigste Energiequelle

Ob Obst oder Gemüse, Getreide, Kartoffeln oder Hülsenfrüchte – sie alle enthalten Kohlenhydrate. Zum Leidwesen all jener, die ein bisschen auf ihre Figur achten, leider auch in allen süßen Dingen, also in Säften und Sirup, in Honig, Kuchen und Keksen, Schokolade und in Früchten.

Bis vor einigen Jahren wurden Kohlenhydrate ganz allgemein als „Dickmacher“ diskreditiert. Die Wissenschaft weiß mittlerweile jedoch, dass wir zwischen „nützlichen“ und „unnützen“ Kohlenhydraten unterscheiden müssen. Diesen beiden Kohlenhydrat-Kategorien kann man unsere Lebensmittel wie folgt zuordnen:

- Als **eher negativ in der Wirkung** bezeichnen wir Kohlenhydrate, die unseren Hunger nicht langfristig stillen. Dazu gehören Zucker und Süßigkeiten, Lebensmittel aus weißem Mehl oder geschälter Reis. Sie kennen das sicher, wenn Sie beispielsweise Fast Food oder ein Frühstück mit weißen Brötchen und Marmelade verzehren: Sie fühlen sich zwar für den Moment gesättigt, verspüren aber schon relativ bald wieder ein Hungergefühl.
- **Positiv zu bewerten** sind dagegen all jene Kohlenhydrate, die unser Organismus nur langsam verdaut und nach und nach aufnimmt. Sie befinden sich in Lebensmitteln, die ballaststoffreich sind und unsere Verdauung anregen. Nach dem Verzehr von „guten" Kohlenhydraten dauert es länger, bis der Körper sie in Zucker umwandelt, sie „schießen" nicht so schnell ins Blut. Genau deshalb hält das Sättigungsgefühl viel länger an. Achten Sie darauf, dass mindestens 60 Prozent Ihres Tagesbedarfs an Kohlehydraten aus dem Verzehr von Vollkornprodukten, Kartoffeln, Obst, Gemüse und Hülsenfrüchten stammen.

Info

Ballaststoffe sind unentbehrlich!

Ballaststoffe sind unverdauliche Nahrungsbestandteile, die vor allem in Obst, Gemüse, Vollkornprodukten und unverarbeiteten, kohlenhydratreichen Lebensmitteln vorkommen. Sie bilden eine Art Schutzhülle für viele lebenswichtige Nährstoffe. Weil Ballaststoffe aufgrund ihrer Konsistenz fast unverdaut bis in den Dickdarm gelangen, regen sie die Verdauung und den Stoffwechsel an. Sie absorbieren außerdem im Darm nicht nur Flüssigkeit, sondern auch eventuell vorhandene Schadstoffe, die so ausgeschieden werden können.

Empfohlen wird, etwa 55 Prozent der benötigten Kalorien in Form von Kohlenhydraten zuzuführen. Wenn wir sie aus ballaststoffreicher Nahrung beziehen, sind wir bestens gerüstet für eine gute Verdauung. Kohlenhydrate sind zudem wichtig als „Treibstoff" für die Arbeit unserer Muskeln und unseres Gehirns; sie sorgen dafür, dass unsere Leber Fette aufspaltet und damit besser verarbeiten kann. Zu guter Letzt sind sie deshalb unerlässlich, weil bestimmte lebenswichtige Mineralstoffe nur mit ihrer Hilfe in unseren Blutkreislauf gelangen können.

In 100 Gramm **Hanfsamen** sind nach Prof. Dr. Roland R. Theimer (Bergische Universität Wuppertal) etwa 35 bis 37 Gramm Kohlenhydrate enthalten. Davon als unlösliche Ballaststoffe etwa 32 bis 33 Gramm, als lösliche Ballaststoffe 2,5 bis 3,5 Gramm. In 100 Gramm Hanfsamenöl sind noch ungefähr 5 Gramm Kohlenhydrate enthalten.

Fette – Unerlässlich für Energie und Power

Fette werden in der Sprache der Ernährungswissenschaft als „Lipide“ bezeichnet. Man unterscheidet tierische und pflanzliche Fette – je nachdem, woher sie ursprünglich stammen. In vielen Studien wurde nachgewiesen, dass Fette pflanzlicher Herkunft für unsere Ernährung beinahe ideal sind. Sie enthalten nämlich zu einem großen Teil essenzielle Fettsäuren, und die können von unserem Organismus nicht selbst hergestellt werden. Wir müssen sie daher über die Nahrung zu uns nehmen.

In 100 Gramm ungeschälten **Hanfsamen** sind nach Elisabeth Schweng (Diplomarbeit „Ernäh-

Info

Fettsäuren: Warum sind sie so wichtig?

Ob Öl oder Fett: Beides besteht aus Alkohol (Glycerin) und Fettsäuren. Diese Fettsäuren sind zum Teil sehr lange Ketten von Kohlenstoffatomen, an die sich Wasserstoffatome anbinden können.

- **Gesättigte Fettsäuren** Fettsäuren sind einfache chemische Verbindungen. Je länger deren Molekülketten sind, desto schwerer sind sie, desto fester ist das Fett. Denn an jedem Kohlenstoffatom sitzt ein Wasserstoffatom – kein Platz ist frei. Auch Pflanzenöle enthalten gesättigte Fettsäuren, allerdings meist zu einem geringeren Anteil als ungesättigte Fettsäuren.
- **Ungesättigte Fettsäuren** sind eher kurzkettig, dafür aber komplexer. Man unterscheidet einfach und mehrfach ungesättigte Fettsäuren, das hängt von der Anzahl ihrer Doppelbindungen ab.
- Als **essenzielle Fettsäuren** bezeichnet man mehrfach ungesättigte Fettsäuren, die unser Organismus nicht selbst produzieren kann. Es ist daher unerlässlich, dass wir sie mit der Nahrung zu uns nehmen. Sie werden teilweise als „Vitamin F“ bezeichnet.

rungsphysiologische Bedeutung von Hanfprodukten“, Universität Wien 2011) zwischen 28 und 35 Gramm Fette enthalten, in der gleichen Menge **Hanfsamenöl** etwa 94 Gramm. Die Fette liegen zu etwa 75 Prozent als mehrfach ungesättigte Fettsäuren vor.

Zu den **essenziellen Fettsäuren** gehören beispielsweise die Omega-n-Fettsäuren. Die Ziffer(n) in der Bezeichnung weist auf die Stelle hin, an der das Fettmolekül eine Doppelbindung aufweist: bei einer Omega-3-Fettsäure am dritten, bei einer Omega-6-Fettsäure am sechsten Kohlenstoffatom. Wenn wir essenzielle Fettsäuren zu uns nehmen, kann unser Organismus daraus andere, lebenswichtige Stoffe herstellen: beispielsweise aus Linol- und α-Linolensäure die vierfach ungesättigte Arachidonsäure, die in so gut wie allen unseren Körperzellen vorhanden ist.

Bei den **mehrfach ungesättigten Fettsäuren** in Hanfsamenöl spielen vor allem Linolsäure, α-Linolensäure sowie γ-Linolensäure eine entscheidende Rolle. Die erst spät im Hanföl entdeckte Omega-3-Stearidonsäure ermöglicht es unserem Körper, zusammen mit γ-Linolensäure, die hormonähnlichen Prostaglandine herzustellen. Sie sind wichtig für unseren Hormonhaushalt, für die Funktion von Muskeln, Nerven und zur Steuerung des Blutdrucks.

Außerdem sind Omega-7- und Omega-9-Fettsäuren in Hanföl enthalten. Diese kann unser Körper aber auch selbst produzieren, sie sind also nicht essenziell.

In **Hanfsamenöl** sind folgende Fettsäuren enthalten:

Gesättigte Fettsäuren machen 10 Prozent aus. Darunter sind Stearin- und Palmitinsäure. Letztere ist ein wichtiger Energielieferant fürs Herz und sorgt außerdem dafür, dass wir Vitamin D besser bilden können und die Zellkommunikation funktioniert.

Einfach ungesättigte Fettsäuren machen 15 Prozent aus. Zu ihnen gehören die Olein-, Palmitolein- und Gadoleinsäure. Oleinsäure fungiert als Fettdepot und Blutdrucksenker. Palmitoleinsäure wirkt nach neuesten Erkenntnissen Diabetes, Entzündungen und Fettleber entgegen; Gadoleinsäure beugt Arteriosklerose vor.

Mit 75 Prozent bilden die **mehrfach ungesättigten Fettsäuren** die größte Gruppe. Dazu gehört die zweifach ungesättigte Linolsäure.

Sie ist vor allem wichtig für den Schutz unserer Haut. Als entzündungshemmend gelten die dreifach ungesättigte α-Linolensäure und auch die vierfach ungesättigte Stearidonsäure. Die dreifach ungesättigte γ-Linolensäure sorgt für den Zellaufbau.

Eiweiße (Proteine) – Baustoffe für die Zellen

Eiweiß besteht aus Aminosäuren, die wir als Bausteine brauchen, um unsere Zellen zu reparieren oder neue Zellen zu bilden. Die Zusammensetzung der Aminosäuren ist entscheidend dafür, welchen Nahrungswert ein Protein hat.

Auch bei Eiweiß unterscheiden wir zwei Arten: tierisches und pflanzliches. Chemisch gesehen sind Aminosäuren Verbindungen aus Wasserstoff, Kohlenstoff und Stickstoff.

100 Gramm ungeschälte **Hanfsaat** enthalten 22 und 25 Prozent Eiweiß, in **Hanfsamenöl** findet sich 1 Prozent Protein.

Semiessenzielle Aminosäuren sind nur in bestimmten Phasen unseres Lebens wichtig. Sowohl Arginin als auch Histidin sind bei Kindern und Heranwachsenden unerlässlich; Erwachsene dagegen können die nötigen Mengen an diesen beiden Aminosäuren im Normalfall selbst produzieren. Lediglich bei einer Rekonvaleszenz kann eine Zufuhr von außen nötig sein.

- **Arginin** (liegt im Körper als L-Arginin vor) bindet vor allem Stickstoff, und zwar das meiste von allen Aminosäuren. Das sorgt für den Aufbau eines guten Immunsystems; im Alter kann diese Aminosäure blutdrucksenkend und gefäßerweiternd wirken.

Lebensnotwendige Aminosäuren!

Info

250 unterschiedliche Aminosäuren gibt es in der Natur. Für den Aufbau von menschlichem Protein (Eiweiß) werden 21 davon verwendet. Wiederum 8 davon sind sogenannte essenzielle Aminosäuren.

Unser Körper kann sie also nicht selbst produzieren, deshalb müssen wir sie mit der Nahrung zu uns nehmen. Sie sind lebensnotwenig, ohne sie funktioniert unser Organismus nicht. Denn Eiweiß ist wichtig als Baustein für Zellen, Muskeln, Organe und Blut. Außerdem gibt es 2 weitere Aminosäuren, die semiessenziell sind, sie werden nur phasenweise gebraucht.

- **Histidin** beeinflusst einige Stoffwechselreaktionen und fördert ganz allgemein das Wachstum. Als L-Histidin (das ist die körpereigene Aminosäure) ist es in Muttermilch enthalten.

Diese 8 **essenziellen Aminosäuren** brauchen wir tagtäglich:

- **Isoleucin** und **Leucin** zählen wie **Valin** zu den „Stress-Aminosäuren". Sie sorgen dafür, dass unsere Muskeln bei körperlichem Stress richtig funktionieren. Sie unterstützen den Energiehaushalt im Muskelgewebe, fördern Heilprozesse und regulieren die Ausschüttung von Hormonen.
- **Lysin** stärkt das Bindegewebe und ist für die Kollagenabgabe in den Körperzellen vonnöten.
- **Methionin** fördert die Bildung von Hormonen und Adrenalin. Als eine der seltenen schwefelhaltigen Aminosäuren im menschlichen Organismus ist sie außerdem unerlässlich für den Fettabbau in der Leber.
- **Phenylalanin** wirkt nicht nur schmerzlindernd, sondern sorgt auch dafür, dass wichtige körpereigene Stoffe wie Hormone (so etwa Insulin und das Schilddrüsenhormon Thyroxin) sowie Melanin gebildet werden können.
- **Threonin** hat u. a. die Aufgabe, Enzyme in unserem Körper zu regulieren. Im Organismus wird es zu L-Threonin umgewandelt; es stärkt unser Immunsystem, unterstützt den Stoffwechsel, den Muskelaufbau und die Aufnahme von Nährstoffen, wie beispielsweise Vitamin B_6.
- **Tryptophan** ist wichtig, weil es am Fettstoffwechsel mitwirkt;

Essenzielle Aminosäuren (pro 100 Gramm Hanfsaat)	
Arginin (semiessenziell)	17–20 mg
Histidin (semiessenziell)	2–3 mg
Isoleucin	1–2 mg
Leucin	6–8 mg
Lysin	4–5 mg
Methionin	2–3 mg
Phenylalanin	3–4 mg
Threonin	3–4 mg
Tryptophan	0,5–1,0 mg
Valin	2,4–3,5 mg

(Quelle: Professor Roland R. Theimer, Bergische Universität Wuppertal) es sorgt außerdem für die Bildung des „Glückshormons" Serotonin und damit auch von Melatonin, das unser Schlafverhalten reguliert.

Aus der Tabelle (siehe linke Seite) kann man die Menge entnehmen, in der die für uns essenziellen Aminosäuren in Hanfsaat enthalten sind.

Nichtessenzielle Aminosäuren kann unser Organismus selbst herstellen. Dennoch sollte man darauf achten, dass man eine ausreichende Menge zu sich nimmt.

- **Alanin** (als körpereigene Aminosäure: L-Alanin) ist wichtig für die Regulierung des Blutzuckerspiegels.
- **Asparagin** fördert die Leberfunktion und den Abbau von Alkohol. Aufgrund der harntreibenden Wirkung gilt es ganz allgemein als entgiftend.
- **Glutamin** regelt den Stoffwechsel und den Energiehaushalt. Außerdem bindet diese Aminosäure freie Radikale (siehe Info-Kasten Seite 58) und sorgt dafür, dass unsere Muskeln geschützt sind.
- **Glycin** ist wichtig für den Hämoglobinstoffwechsel (also den Transport von Sauerstoff im Blut), für den Muskelaufbau und für die Regeneration von Knorpelmasse in unseren Gelenken sowie für Haut und Haar.
- **Prolin** ist wichtig für die Bildung von Kollagen und damit für die Gesundheit von Bindegewebe und Knochen.
- **Serin** brauchen wir, um Proteine und Membranen – vor allem in Nerven- und Gehirnzellen – aufzubauen.
- **Tyrosin** sorgt dafür, dass wir selbst in Stresssituationen konzentriert bleiben und unser Denkvermögen nicht verlieren.

Nichtessenzielle Aminosäuren (pro 100 Gramm Hanfsaat)	
Alanin	9–10 mg
Asparagin (auch: Aspartat)	19–21 mg
Glutamin	34–36 mg
Glycin	9–10 mg
Prolin	7–8 mg
Serin	8–10 mg
Tyrosin	5–7 mg

Antioxidantien gegen freie Radikale

In zahlreichen Studien wurde nachgewiesen: Wer mit seiner Nahrung reichlich Antioxidantien aufnimmt, hat ein deutlich geringeres Risiko, an Krebs zu erkranken und unter Herz-Kreislauf-Beschwerden zu leiden. Zu den Antioxidantien gehören etwa *Pro-Vitamin A, Vitamin C* und *Vitamin E* sowie die Aminosäuren Cystein, Glutamin und Glycin.

Sie wirken gegen *freie Radikale* – aggressive Sauerstoffatome, die beim Stoffwechsel in den Körperzellen entstehen. Diese können das Erbgut und schützende Zellmembranen schädigen und lebenswichtige Eiweiß- und Enzymstrukturen verändern. Und das bleibt nicht ohne Folgen: Im Gewebe und in unseren Organen kommt es zu schnelleren Alterungsprozessen. Krebserkrankungen, Arteriosklerose, Haut- und Augenschädigungen werden begünstigt.

Vitamine und Mineralstoffe – Ohne sie geht es nicht!

Im Normalfall kann unser Körper Vitamine nicht selbst herstellen. Es bleibt uns also keine Wahl, wollen wir gesund und fit bleiben, müssen wir sie (und eben auch die lebenswichtigen Mineralstoffe) in ausreichender Menge mit der Nahrung zu uns nehmen. Prinzipiell unterscheidet man bei den Vitaminen zwei Gruppen: Wir kennen die *fettlöslichen Vitamine* – dazu zählt man die Vitamine A, D, E und K – und die *wasserlöslichen Vitamine*. Dazu gehören Vitamin B_1, B_2, B_6, B_{12}, Folsäure, Niacin, Pantothensäure, Biotin und Vitamin C.

Sonderfall „Vitamin A“

Unter der Bezeichnung „Vitamin A“ fasst man heute, wissenschaftlich gesehen, mehrere chemische Verbindungen zusammen. Sie haben bei allen Säugetieren (also auch beim Menschen) bestimmte biologische Funktionen und stehen uns in pflanzlicher Nahrung als Carotine, in Nahrungsmitteln tierischer Herkunft als Retinylpalmitat zur Verfügung.

Vitamine – Das kleine Einmaleins des Lebens

Fettlösliche Vitamine kann unser Körper nur dann verwerten, wenn er sie zusammen mit Fett oder Öl aufnimmt. Wasserlösliche Vitamine haben die Besonderheit, dass unser Körper sie nur für kurze Zeit einlagern kann. Allein deshalb schon müssen wir sie täglich in ausreichender Menge zu uns nehmen.

In 100 Gramm Hanfsaat findet sich eine ganze Reihe von Vitaminen aus beiden Gruppen:

Vitamin	pro 100 Gramm Hanfsaat	Tagesbedarf
Provitamin A (β-Carotin)	5–6 mg	1,5–2,7 mg
Vitamin B_1 (Thiamin)	0,9 mg	1,0–1,5 mg
Vitamin B_2 (Riboflavin)	1,1 mg	1,4–2,0 mg
Niacin (veraltet: Vitamin B_3)	2,5 mg	10–25 mg
Vitamin B_6 (Pyridoxin)	0,3 mg	2–4 mg
Vitamin B_{12} (Cobalamin)	Spuren	1,3 µg
Vitamin C (Ascorbinsäure)	1,4 mg	75–100 mg
Vitamin D (Calciferol)	Spuren	10–25 µg
Vitamin E (α-Tocopherol)	3 mg	5–30 mg

(Quelle: Prof. Dr. Roland R. Theimer, Bergische Universität Wuppertal)

- **Provitamin A (β-Carotin)** ist wichtig für den Aufbau, Erhalt und Schutz der Zellen. Es wird auch „Hautvitamin" genannt, weil es für eine gesunde Haut und widerstandsfähige Schleimhäute sorgt. Außerdem ist es unentbehrlich bei der Blutbildung und die Funktion der Schilddrüse.
- **Vitamin B_1 (Thiamin)** unterstützt die optimale Koordination von Gehirn, Nerven und Muskeln. Außerdem arbeitet es bei vielen Stoffwechselprozessen mit.

- **Vitamin B_2 (Riboflavin)** spielt eine wichtige Rolle für den gesamten Stoffwechsel und hilft dabei, dass Kohlenhydrate, Fette und Eiweiß in körpereigene Stoffe umgewandelt werden. Es gilt ebenfalls als Hautvitamin und ist außerdem wichtig für unsere Sehkraft.
- **Niacin** (früher: **Vitamin B_3**) nützt der geistigen Fitness und hilft beim Funktionieren von Schleimhäuten, beim Haarwuchs und bei der Hormonbildung.
- **Vitamin B_6 (Pyridoxin)** ist an Wachstum, Zellerneuerung und Blutbildung beteiligt und stärkt die Nerven.
- **Vitamin B_{12} (Cyanicobalamin)** ist wichtig für ein gut funktionierendes Nervensystem und die Bildung roter Blutkörperchen.
- **Vitamin C (Ascorbinsäure)** übernimmt im gesamten Körper Schutzfunktionen – bei allen Wachstumsvorgängen, dem Eiweißstoffwechsel, der Hormonproduktion, dem Bluttransport und der Zellatmung.
- **Vitamin D (Calciferol)** nennt man auch „Sonnenvitamin", weil es nur in der Haut gebildet wird, wenn diese der Sonne ausgesetzt ist. Es ist notwendig dafür, dass unser Körper Kalzium für den Aufbau von Knochen und Zähnen verwerten kann.
- **Vitamin E (α-Tocopherol)** ist ein echter Allrounder: Es schützt und stärkt Herz und Kreislauf, ist ein wichtiges Antioxidans (siehe Info-Kasten Seite 58), unterstützt Zellen, Energiestoffwechsel und die Bildung roter Blutkörperchen und sorgt für ein gesundes Gewebewachstum.

Mineralstoffe – Unentbehrlich für alle Körperfunktionen

Mineralstoffe sind anorganische Elemente, ohne die Stoffwechselvorgänge und Funktionen in unserem Organismus nicht reibungslos ablaufen können. Sie liefern keine Nahrungsenergie. Ihre wichtigsten Aufgaben sind:

- Alle Mineralstoffe fördern oder hemmen die im Körper unentwegt ablaufenden Stoffwechselvorgänge.
- Kalzium und Phosphor sind wichtige Baustoffe des menschlichen Skeletts und geben den Knochen und Zähnen ihre Festigkeit.

- Natrium und Kalium regeln den Wasserhaushalt im Körper.
- Kalium, Kalzium, Natrium und Magnesium sind für die Nerven- und Muskelfunktionen unerlässlich.
- Magnesium aktiviert zahlreiche Enzyme.

Info

Mengen- und Spurenelemente: Was ist der Unterschied

Es ist ganz einfach: Je nachdem, welche Mengen eines Mineralstoffs unser Körper aufnehmen muss, spricht man von „Mengen-" oder von „Spurenelementen". Zu den **Mengen- oder Makroelementen** zählen Kalzium, Phosphor, Kalium, Natrium, Chlorid, Schwefel und Magnesium; **Spuren- oder Mikroelemente** sind Eisen, Zink, Kupfer, Selen, Mangan, Jod, Molybdän und Chrom.

In Hanfsaat findet sich eine ganze Reihe von Mineralstoffen (Mengen- und Spurenelementen):

Mineralstoffe	pro 100 Gramm Hanfsaat	Tagesbedarf
Natrium	12 mg	bis 10 g
Kalium	ca. 850 mg	2–4 g
Kalzium	ca. 140 mg	400–900 mg
Phosphor	1160 mg	800 mg
Magnesium	ca. 480 mg	30–350 mg
Eisen	14 mg	15 mg

(Quelle: Elisabeth Schweng, Diplomarbeit „Ernährungsphysiologische Bedeutung von Hanfprodukten", Universität Wien 2011)

- **Natrium** (Mengenelement) regelt den Wasserhaushalt in unserem Körper und den Blutdruck.
- **Kalium** (Mengenelement) ist wichtig für die Arbeit der Muskeln, für das Nervensystem und den Stoffwechsel.
- **Kalzium** (Mengenelement) braucht unser Körper für die Blutbildung, die Arbeit der Muskeln und den Aufbau von Knochen und Zahnsubstanz.
- **Phosphor** (Mengenelement) braucht unser Organismus für Wachstum und das Funktionieren des Stoffwechsels.
- **Magnesium** (Mengenelement) ist unerlässlich für den Aufbau von Knochen und Zähnen; es reguliert den Stoffwechsel und die Muskelspannung.
- **Eisen** (Spurenelement) ist unerlässlich bei der Blutbildung und der Sauerstoffversorgung.

Info

Hanföl: Ein Wort – drei grundverschiedene Öle

Hanföl ist nicht gleich Hanföl! Allein aus der Benennung kann man Rückschlüsse auf die Wirkung ziehen – und auch darauf, für welchen Zweck man das entsprechende Öl verwendet.

- Hanföl heißt korrekt eigentlich **Hanfsamenöl**. Allerdings hat sich der einfachere Begriff „Hanföl" eingebürgert. Hierbei handelt es sich um ein pflanzliches Speiseöl, das man wie jedes andere in der Küche verwendet. Es ist völlig THC-frei.
- **CBD-Öl** enthält ebenfalls kein bzw. keinesfalls mehr als 0,2 Milligramm THC, wohl aber CBD (Cannabidiol, ein nicht berauschendes Cannabinoid). CBD wird meist mit Oliven- oder Hanfsamenöl verdünnt. Es gilt als Nahrungsergänzungsmittel, selbst wenn viele Menschen die Erfahrung gemacht haben, dass es ihnen auch bei Beschwerden und Krankheiten hilft. CBD-Öl darf in den meisten Ländern frei verkauft werden. Es gibt Mischungen mit einer Konzentration von 3, 5 oder 10 Prozent CBD.
- **Haschisch-Öl** ist dasselbe wie **THC-Öl** oder **Cannabis-Öl.** Alle drei Bezeichnungen weisen auf dasselbe hin: Ein Öl mit einer höheren Konzentration des psychoaktiven Stoffs THC. „Cannabis-Öl" gilt als der eher medizinische Fachbegriff. Unter „THC-Öl" versteht man üblicherweise ein Öl, das neben dem berauschenden Tetrahydrocannabinol dieselbe Menge an Cannabidiol (CBD) enthält. Für Öle aller drei Bezeichnungen gilt: Sie sind legal derzeit nicht erhältlich!

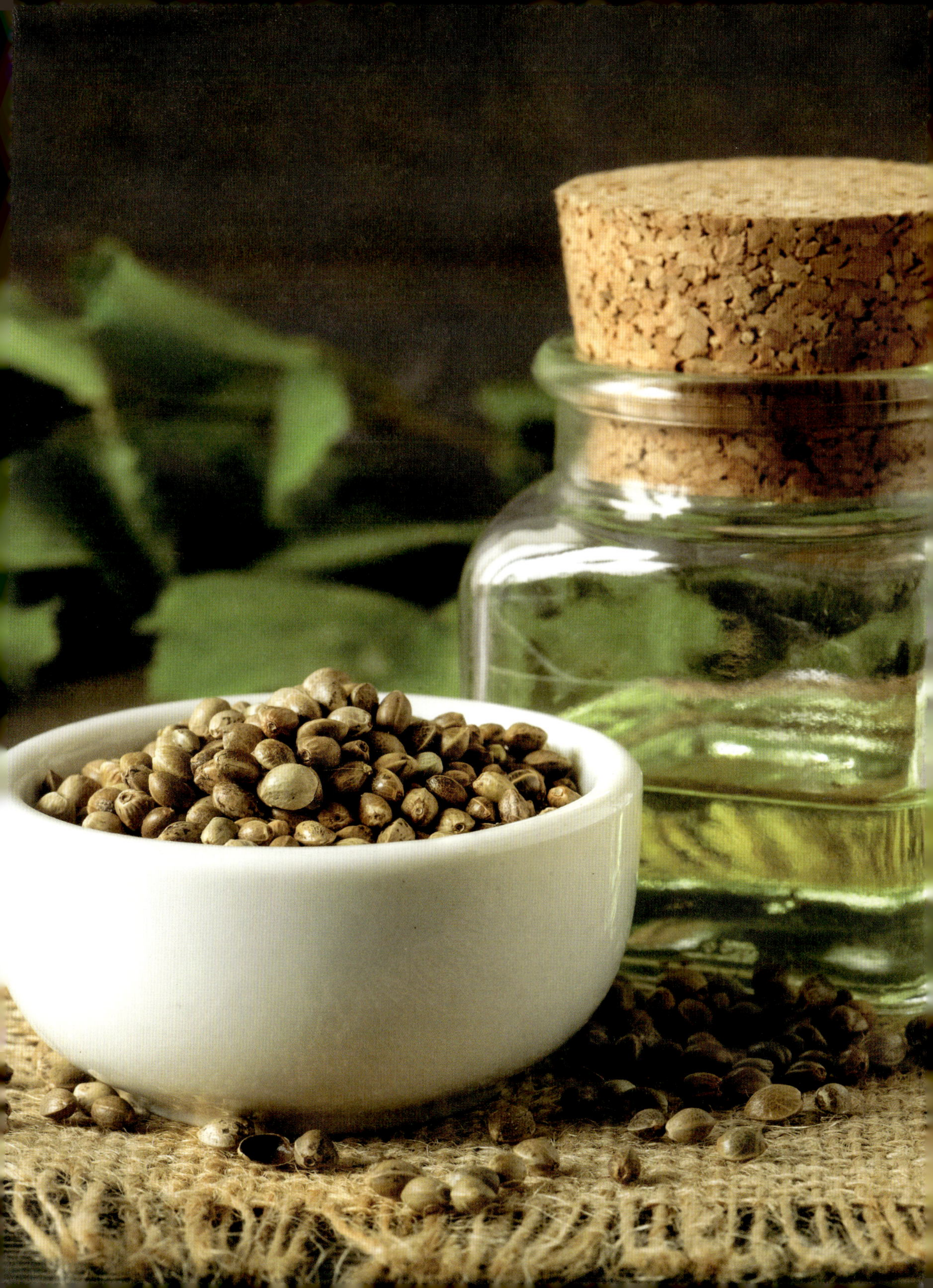

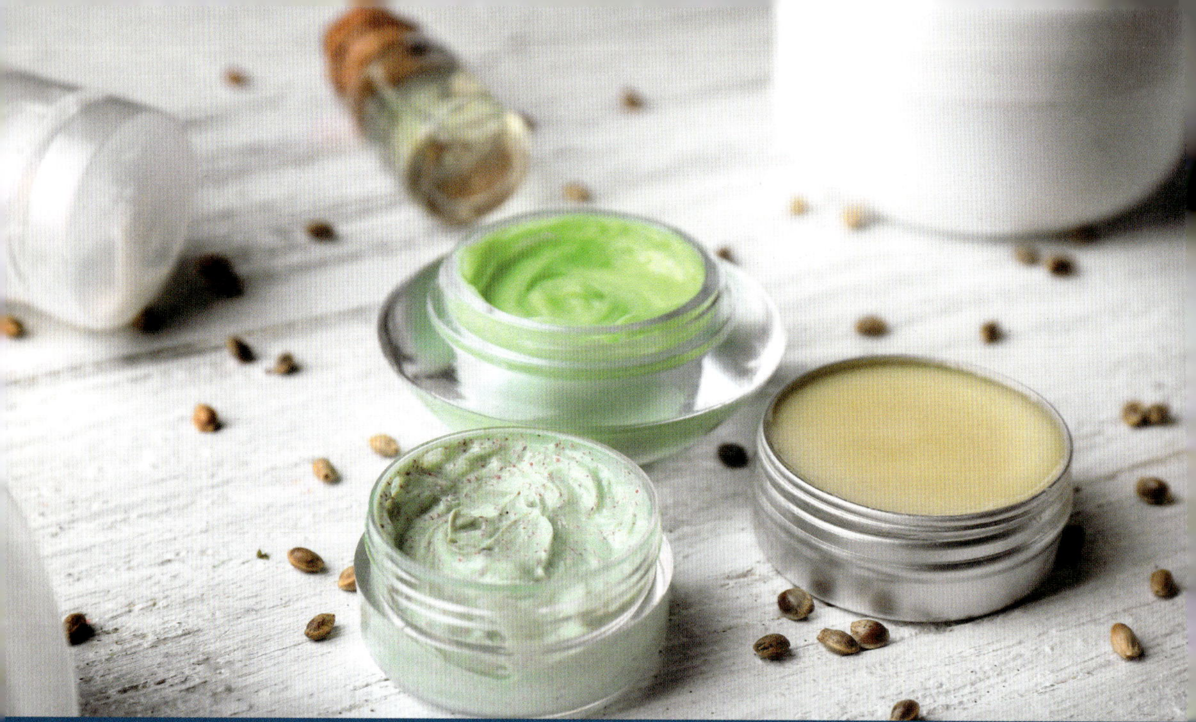

Die Praxis – Hanföl und Hanfsamen verwenden

Hanfsamen kennen viele von uns vielleicht noch aus ihrer Kindheit: War es doch früher durchaus üblich, den Kanarienvogel mit Körnerstäben zu beglücken – und da waren neben anderen Samen oft Hanfsamen verarbeitet. Man kann die Samen auch kiloweise als Futterhanf kaufen – für die Vögel, für Aquarien mit größeren Fischen, sogar als Pferdefutter war und ist Hanf durchaus üblich.

Erst in den letzten Jahren sind Samen und Öl der Hanfpflanze (wieder) als Lebensmittel interessant geworden. Das liegt daran, dass immer mehr Menschen sich vegetarisch oder sogar vegan ernähren und dass man eben mittlerweile weiß, welch wertvolle Inhaltstoffe im Hanf enthalten sind. Und so ist Hanf nun wieder auf dem Vormarsch. Wie bereits vor Jahrhunderten bereichert er unser Nahrungsangebot. Er gilt nicht mehr ausschließlich als Tierfutter, sondern gehört zur täglichen Ernährung – als Samen ebenso wie als Speiseöl.

Hanfsamen in der Küche ...

Die Samen der Hanfpflanze, die man auch als „Hanfnüsse" bezeichnet, haben eine Größe von etwa 3 bis 4 Millimetern und ein Gewicht von 15 bis 20 Gramm. Ihre Farbe ist braun bis schwarzbraun, manchmal auch eher graugrün. Man erhält sie ungeschält im Bioladen, in Reformhäusern, den entsprechenden Abteilungen im Supermarkt und selbstverständlich in Online-Shops. Hanfsamen gibt es auch geschält zu kaufen.

... als Hanfmehl verwenden

Das Hanfmehl, das Sie im Handel bekommen, besteht nicht unbedingt zu 100 Prozent aus den gemahlenen geschälten oder ungeschälten Samen. Hersteller von Hanfmehl und Hanfprodukten gehen anders vor: Sie entölen die Samen zunächst, danach kommen sie in die Mühle. Was aus den nicht entölten Samen entsteht (wie Sie diese beispielsweise in Ihrer Getreidemühle zu Hause mahlen würden), ist sehr fetthaltig. Es ähnelt dem üblichen Mehl aus Getreide ganz und gar nicht, sondern ergibt beim Mahlen eine fast butterartige Masse.

Oft wird Hanfmehl aus dem sogenannten Presskuchen hergestellt, aus den ausgepressten Samen also, die bei der Produktion von Hanföl zurückbleiben. Dann entsteht beim Vermahlen ein Mehl, das sich gut mit anderen Mehlen mischen und anschließend weiterverarbeiten lässt. Presskuchen ist also beileibe kein Abfall, man kann daraus ein sehr hochwertiges Mehl herstellen, das viele wertvolle Inhaltstoffe enthält.

... als Samen verwenden

Selbst wenn die ungeschälten Hanfsamen sicher vom Hersteller bereits gereinigt wurden, sollten Sie sie noch einmal waschen, bevor Sie sie verwenden. Dazu geben Sie die benötigte Menge einfach in eine Schüssel mit klarem Wasser; da die Samen sehr leicht sind, schwimmen sie an der Oberfläche, eventuelle Schmutzpartikel setzen sich am Boden ab.

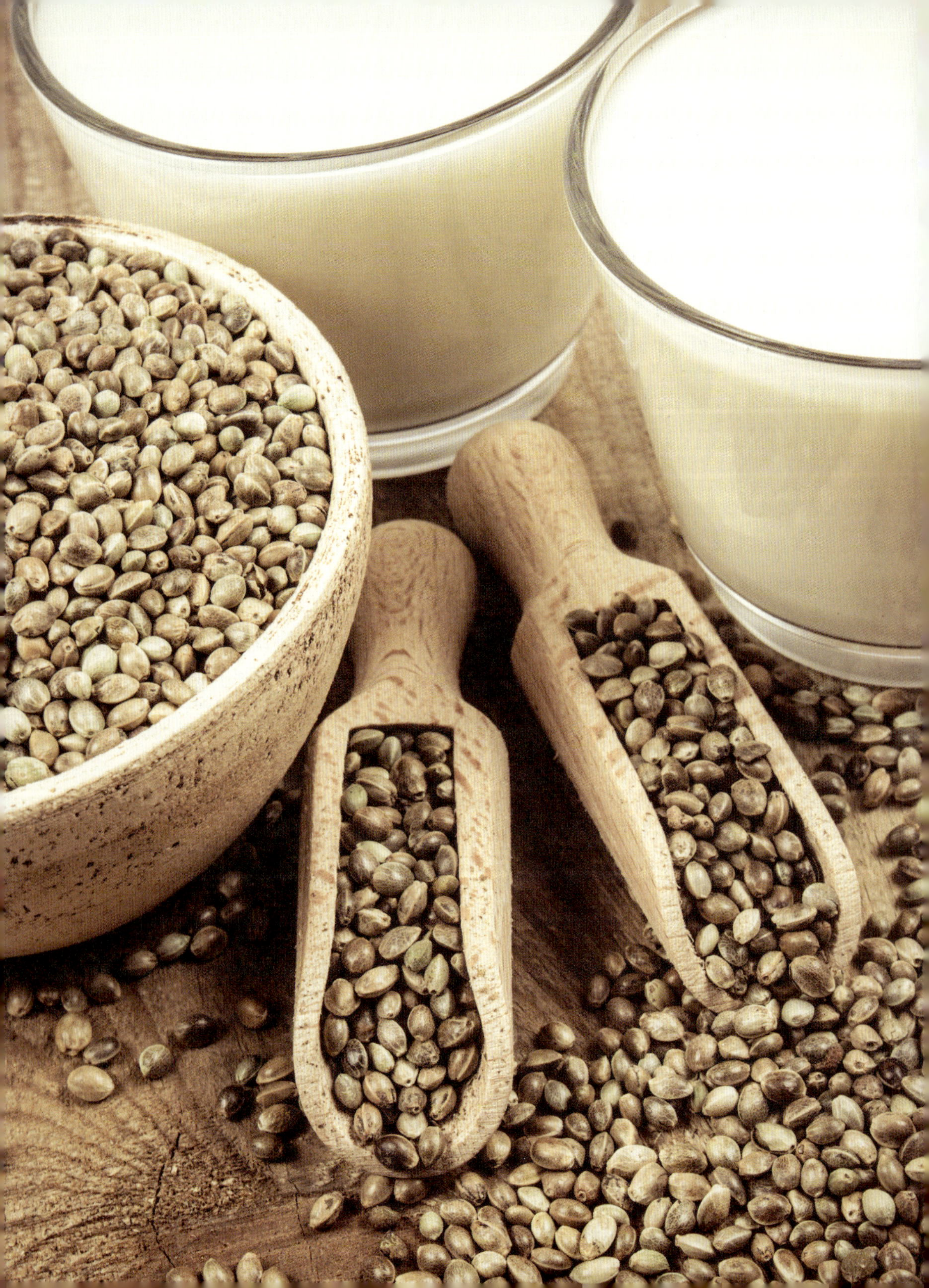

Schöpfen Sie anschließend die Hanfsamen ab und verwenden Sie sie – je nach Rezept (siehe Seite 70 ff.) – sofort weiter oder trocknen Sie sie auf Küchenpapier oder einem sauberen Baumwollküchentuch.

Ungeschälte Samen können Sie besonders gut in kalten Speisen verarbeiten, beispielsweise als Zutat fürs Müsli, für Joghurt oder Quark. Oder streuen Sie sie einfach, wie sie sind, über den Salat. Natürlich können Sie die Samen auch vorher anrösten, da sie dann ein besonders feines, nussartiges Aroma entwickeln.

Achten Sie darauf, dass die ungeschälten Hanfsamen bei der Zubereitung nicht allzu hohen Temperaturen ausgesetzt werden. Deshalb sollten Sie sie nur kurz (maximal 10 Minuten) in der trockenen Pfanne (ohne Fett oder Öl) anrösten. Rühren Sie mit einem Holzkochlöffel immer wieder um, damit sie nicht am Pfannenboden ansetzen. Ganz nach Geschmack und Rezept können Sie beim Anrösten etwas Salz oder braunen Zucker dazugeben.

Ungeschälte Hanfsamen sind eine leckere Zutat für Backwaren. Sie können diese ähnlich wie Nüsse in Ihren Keks-, Kuchen- oder Brotteig geben.

Geschälte Hanfsamen sind eine leckere Zutat für Getränke, Suppen oder Brotaufstriche. Sie enthalten wie die ungeschälten Samen noch alle wertvollen Inhaltstoffe, lediglich der Ballaststoffanteil ist durch das Schälen deutlich geringer. Auch geschälte Hanfsamen bekommen ein besonders nussiges Aroma, wenn Sie sie vor dem Verwenden anrösten.

Möchten Sie selbst **Hanfmehl** herstellen, benötigen Sie eine sehr gute Mühle mit einem Mahlwerk aus Stahl („Ölsaatenmühle“). Das Mehl stellen Sie aus den ungeschälten Hanfsamen her. Am besten rösten Sie die Samen vor dem Mahlen kurz an, so bricht die Schale leichter auf und kann in der Mühle besser zerkleinert werden. Wundern Sie sich nicht, wenn Sie beim Mahlen ein Resultat erzielen, das mit Mehl, wie Sie es kennen, wenig zu tun hat:

Durch den hohen Fettgehalt entsteht eine eher breiige Masse, die Sie für Ihr Backwerk mit „normalem“ Getreidemehl (Weiß- oder Vollkornmehl) mischen. Der Anteil des Hanfmehls sollte maximal 10 Prozent betragen. Anfangs werden Sie ein wenig experimentieren müssen, damit Ihr Backwerk die gewünschte Konsistenz bekommt.

Einen Frühstücksbrei zubereiten

So können Sie die ungeschälten Hanfsamen, ähnlich wie Getreide, zu einem Frühstücksbrei verarbeiten: Die Samen schroten, in Wasser oder pflanzlicher Milch aufkochen, den Brei nach Wunsch süßen und nach Geschmack etwas Zimt, 1 Spritzer Zitronensaft oder andere aromatisierenden Zutaten dazugeben. Keine Sorge: Genau wie Hafer- oder Weizenschrotbrei enthält Hanfsamenbrei keinerlei berauschende Substanzen und ist deshalb auch für Kinder geeignet.

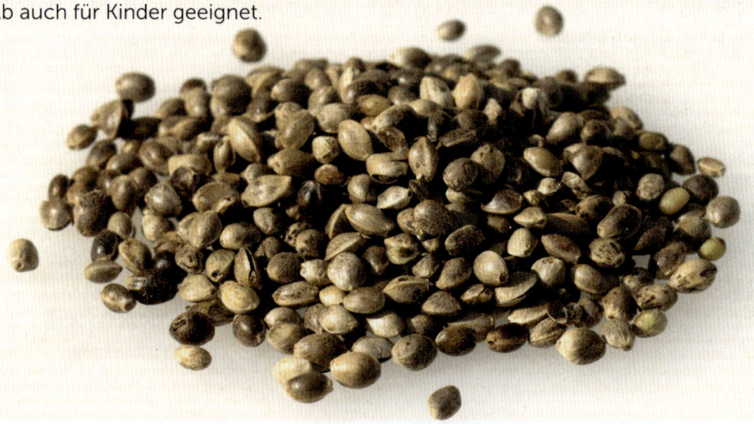

Einfacher ist es natürlich, Hanfmehl zu kaufen. Es besteht, wie bereits beschrieben, aus den Resten der Samen, die bei der Herstellung von Öl als Presskuchen übrig bleiben. Der Vorteil: Gekauftes Hanfmehl enthält wesentlich weniger Fett und ist darum nicht nur bekömmlicher, sondern auch leichter zu verarbeiten. Bis zu höchstens 2 von 10 Teilen Mehl sollten Sie durch Hanfmehl ersetzen, so erzielen Sie beim Backen von Keksen, Kuchen oder Brot ein gutes Resultat.

Prinzipiell ist Hanfmehl glutenfrei – gut für alle, die bei ihrer Ernährung auf den Glutengehalt achten müssen oder wollen. Sie können Hanfmehl auch gut zum Einstreuen in Süßspeisen, Desserts oder im Müsli verwenden oder zum Eindicken von Soßen und Suppen.Weil auch gekauftes Hanfmehl immer noch relativ ölhaltig ist, ist es nicht unbegrenzt haltbar: Unter falschen Lagerungsbedingungen wird es leicht ranzig. Am besten bewahren Sie es vor Luft geschützt, kühl und trocken auf.

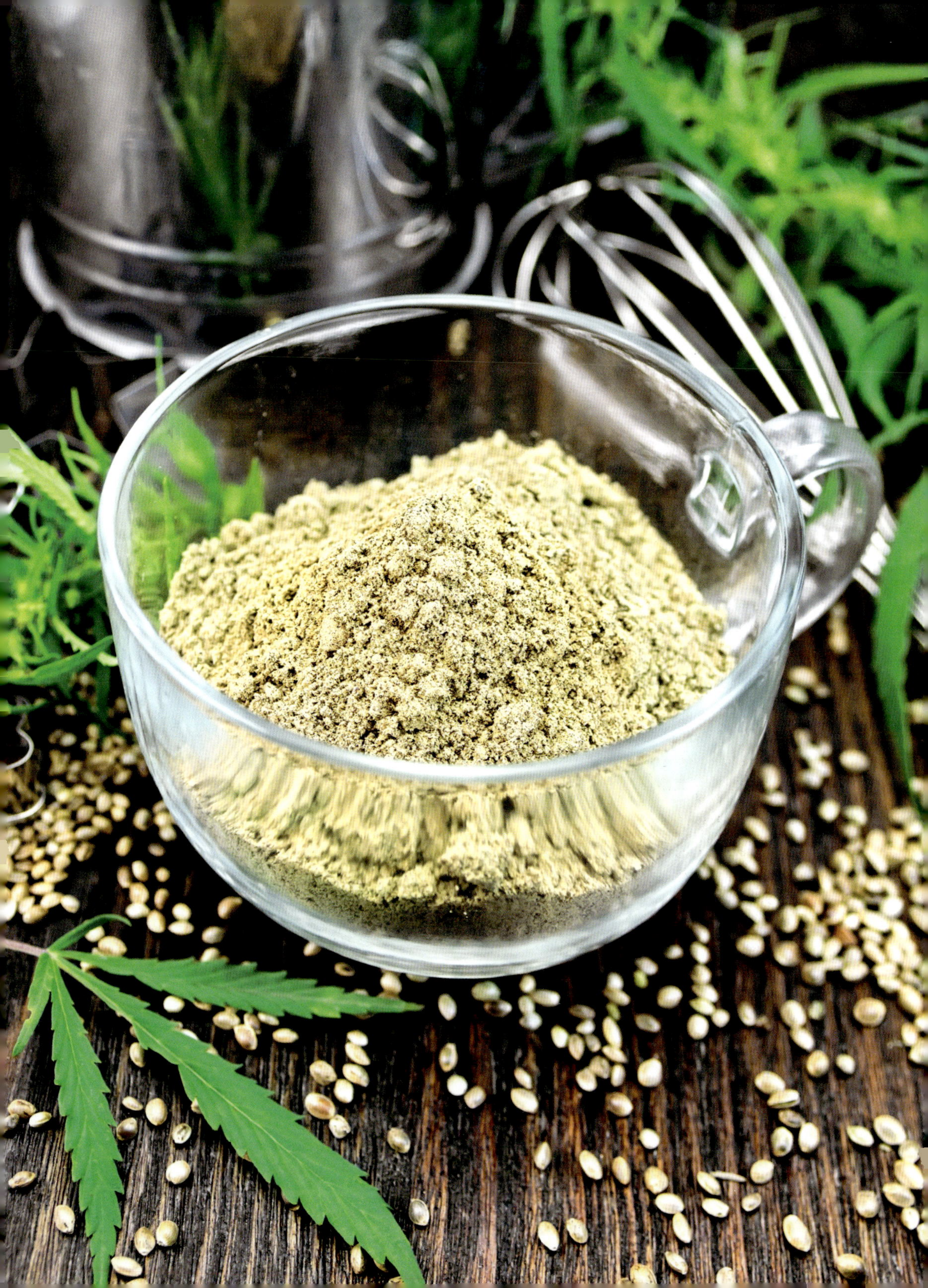

Hanfbutter

Für etwa 160 Gramm Hanfbutter

150 g geschälte Hanfsamen

1 EL Hanföl

Zucker/Honig oder Salz nach Geschmack

Zubereitung:
Die geschälten Hanfsamen im Mixer pürieren, das Öl hinzugeben und das Ganze so lange mixen, bis eine cremige Masse entsteht. Nach Belieben süßen oder salzen.

Varianten

Wollen Sie auf tierische Produkte nicht verzichten, mischen Sie die Hanfbutter mit „richtiger" Butter im Verhältnis 1 zu 1. Der leicht nussige Geschmack dieser Butter macht selbst ein einfaches Butterbrot zu einem besonderen Genuss.

Sie können die Hanfbutter mit Gewürzen wie Curry, Paprika oder Chili verfeinern. Kurkumapulver verleiht ihr eine intensive Farbe. Ergänzen Sie das Kurkumapulver noch mit etwas frisch gemahlenem schwarzem Pfeffer, dann stärkt dieser Brotaufstrich außerdem Ihr Immunsystem.

Mit frischen, gehackten Kräutern (Schnittlauch, Bärlauch, Basilikum, Koriandergrün, Thymian) oder Senf, Meerrettich, sehr fein gehackten Schalotten, geriebenem Ingwer, zerkleinerten Kapern (oder grünen eingelegten Pfefferkörnern) sowie gepresstem Knoblauch geben Sie der Hanfbutter eine raffiniert-pikante Note. Sehr fein gewürfelte Peperoni sind als scharf-aromatische Zutat geeignet.

Mögen Sie es lieber süß, können Sie selbstverständlich Honig oder einen Sirup (Agave, Ahorn, Zuckerrübe), Gewürze wie Vanille oder Zimt oder sogar Früchte dazugeben. Geeignet sind Sorten, die sich leicht zerdrücken bzw. zerkleinern lassen oder aber von vornherein sehr kleinteilig sind: Bananen, Feigen, Granatäpfel, Mangos, Datteln, Kiwis, Beeren oder Avocados.

Mit dem Saft von Zitronen, Limetten oder Orangen verleihen Sie der Butter eine besondere Frische und schenken ihr fruchtige Säure.

Hanfbutter crunchy

Für etwa 250 Gramm Hanfbutter

- 100 g ungeschälte Hanfsamen
- 2–3 EL Wasser
- 100 g gehackte Mandeln oder Pistazien
- Salz zum Abschmecken
- 1–2 Knoblauchzehen
- etwas Limetten- oder Orangensaft zum Abschmecken
- 1–2 EL gehackte Mandeln oder Pistazien
- ein paar Blättchen Petersilie oder geröstete Mandelblättchen zum Anrichten

Zubereitung:

Die Hanfsamen über Nacht (mindestens 12 Stunden) in reichlich Wasser einweichen. Abgießen, die Samen nochmals kurz abspülen und im Mixer sehr fein pürieren. Dabei nach und nach das Wasser und gehackten Mandeln oder Pistazien dazugeben, bis eine nicht zu dicke Paste entsteht.

Die Butter salzen, die durch eine Knoblauchpresse gedrückten Knoblauchzehen hinzugeben und das Ganze mit Limetten- oder Orangensaft abschmecken.

Die Hanfbutter in ein Schälchen umfüllen und gehackte Mandeln oder – wenn es farblich grün werden soll – gehackte Pistazien unterrühren. Mit Petersilie oder Mandelblättchen garnieren.

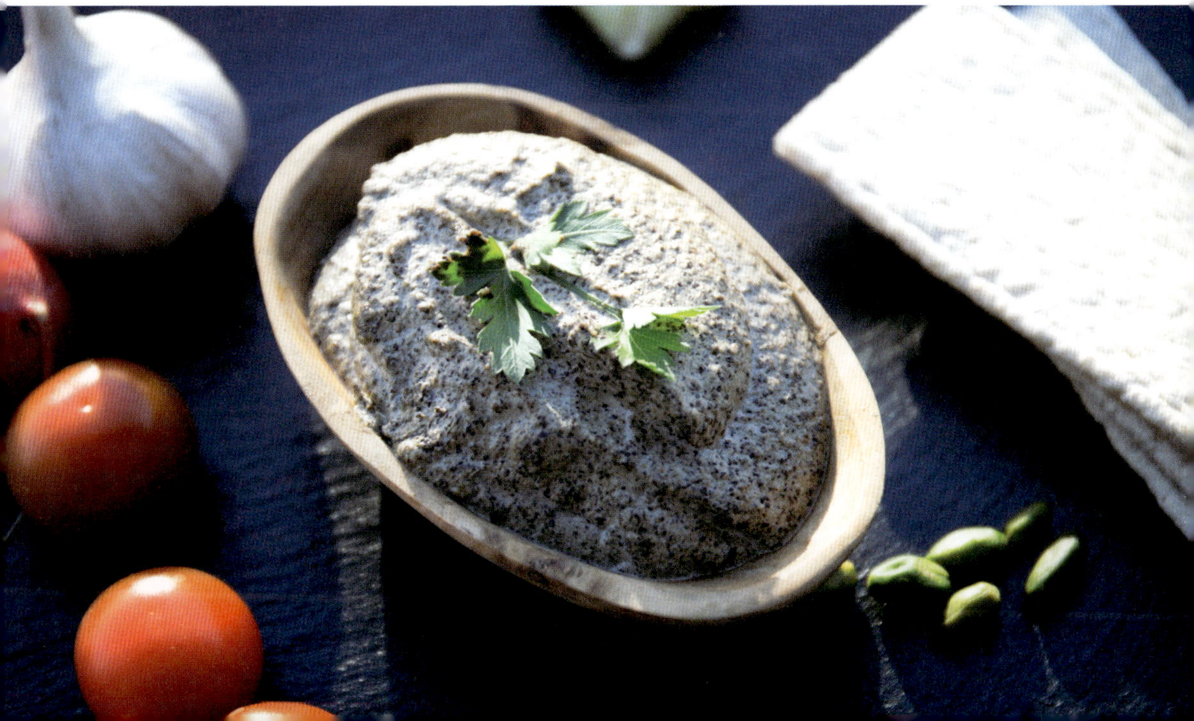

Traditionelle Hanfsuppe

Für 4 Portionen

150 g ungeschälte Hanfsamen
Wasser
1 Prise Zucker
etwas Salz
1–2 EL Hirsemehl
1–2 EL Wasser

Zubereitung:

Die Hanfsamen waschen, in einen Topf geben, gut mit Wasser bedecken und zugedeckt etwa 2 Stunden im geschlossenen Topf köcheln lassen. Die Flüssigkeit durch ein Sieb in eine Schüssel abgießen und beiseitestellen.

Die Hanfsamen aus dem Sieb nehmen, zerstampfen oder im Mixer grob zerkleinern und noch einmal, mit frischem Wasser bedeckt, 15 Minuten im geschlossenen Topf köcheln lassen. Die Flüssigkeit erneut durch ein Sieb in die Schüssel abgießen, beiseitestellen. Dies noch 3- bis 4-mal wiederholen. Jetzt werden die Körner entsorgt.

Die aufgefangene Flüssigkeit in einem Topf erhitzen, Zucker dazugeben und mit Salz abschmecken. Das Hirsemehl mit kaltem Wasser anrühren und nach und nach zum Andicken in die Kochbrühe geben.

Hinweis

Im alten Schlesien und in Polen wurde traditionell an Heiligabend *Siemieniotka* – polnisch für Hanfsamensuppe – verzehrt. Sie galt als „Arme-Leute-Essen". Heute gibt es eine moderne, asiatisch anmutende Variante (siehe Rezept rechte Seite).

Varianten

Manche werteten die Hanfsuppe mit Milch, Sahne oder Butter auf.

Eine besondere Einlage seinerzeit waren Graupen (100 Gramm auf 2 Liter).

Natürlich können Sie Ihre Hanfsuppe mit weiteren Zutaten wie Suppengemüse (Karotten, Knollensellerie, Petersilienwurzel, Lauch), gewürfelten Kartoffeln oder Speck sowie kleinen, scharf gewürzten Kochwürsten veredeln.

Als Gewürze geben Piment, Lorbeerblätter und Pfefferkörner sowie frisch gemahlener schwarzer Pfeffer Aroma.

Reichhaltiger wird die Hanfsuppe, wenn Sie zu Beginn 2 bis 3 grob gehackte Zwiebeln in etwas Butter glasig andünsten, mit Mehl anschwitzen und dann erst die Hanfsamen dazugeben.

Hanfsuppe upgedatet

Für 4 Portionen

- 1,5 l Gemüsebrühe (oder Hühner- bzw. Rinderbrühe)
- 100 g grob gemahlene, ungeschälte Hanfsamen
- 500 g gemischtes Gemüse nach Geschmack (Karotten, Kartoffeln, Kürbis, Süßkartoffeln, Knollensellerie, Lauch, Weißkohl)
- 1 mittelgroße Zwiebel
- etwas Butter oder Kokosöl
- Saft von 1 Zitrone
- Salz und Pfeffer zum Abschmecken
- 50–100 ml Kokosmilch (oder Wasser)
- frisch gehackte Kräuter nach Geschmack (Petersilie, Koriandergrün, Schnittlauch) zum Anrichten

Zubereitung:

Die Hanfsamen etwa 1 Stunde in der Brühe im geschlossenen Topf köcheln lassen.

In der Zwischenzeit das Gemüse klein schneiden. Die Zwiebel schälen und fein würfeln, in einer Pfanne in Butter bzw. Kokosöl anschwitzen. Gemüsestückchen und angebratene Zwiebelwürfel zur Brühe mit den Hanfsamen geben und das Ganze weitere 10 Minuten köcheln lassen.

Das Ganze mit dem Stabmixer pürieren und mit Zitronensaft, Salz und Pfeffer abschmecken. Zum Verdünnen Kokosmilch dazugeben. Nach Bedarf nachwürzen.

Die Hanfsuppe mit den Kräutern bestreut servieren.

Varianten

- Mit Gemüsebrühe und Kokosöl erhalten Sie eine köstliche vegane Hanfsuppe.
- Besteht der Wunsch nach Fleisch, können Sie zum Schluss 200 Gramm fein gewürfelten mageren Schinken oder gekochte Hühnerbrust in die Suppe geben und noch einmal 5 bis 10 Minuten darin ziehen lassen.
- Sie können auch sehr fein gewürfelte Paprika (durchaus gemischt rot, grün und gelb) oder geröstete Brotwürfel kurz vor dem Servieren in die Suppe geben.

Hanfmilch

Für 1 Liter Hanfmilch

- 100 g ungeschälte Hanfsamen
- 1 l Wasser
- etwas Honig, brauner Zucker, Sirup (Ahorn-, Zuckerrüben- oder Agavensirup) nach Geschmack
- etwas Kakao, Vanille, Ingwer oder Zimt nach Geschmack
- besonders süße Früchte wie Datteln oder Ananas (grob in Stücke geschnitten) nach Geschmack

Zubereitung:

Die Hanfsamen in einem Mixer zu einem dicken Brei pürieren. Die Hälfte des Wassers dazugeben und das Ganze noch einmal einige Minuten lang gut durchmixen.

Den jetzt dünnflüssigen Brei durch ein in ein Sieb gelegtes Mulltuch (oder einen Nussmilchbeutel) abseihen. Gut ausdrücken.

Diese Hanfmilch noch einmal in den Mixer geben. Ganz nach Geschmack süßen und aromatisieren. Wenn gewünscht, die Früchte dazugeben und das Ganze mit der zweiten Hälfte des Wassers nochmals gut durchmixen – fertig!

Tipps

Mögen Sie Ihre Hanfmilch cremiger, so nehmen Sie weniger Wasser. Die Faustregel: 1 Esslöffel Hanfsamen auf 100 Milliliter Wasser.

Das ausgepresste Hanfsamenmus verwenden Sie am besten für Keks-, Kuchen- oder Brotteig weiter.

Die Hanfmilch hält sich im Kühlschrank etwa 2 Tage.

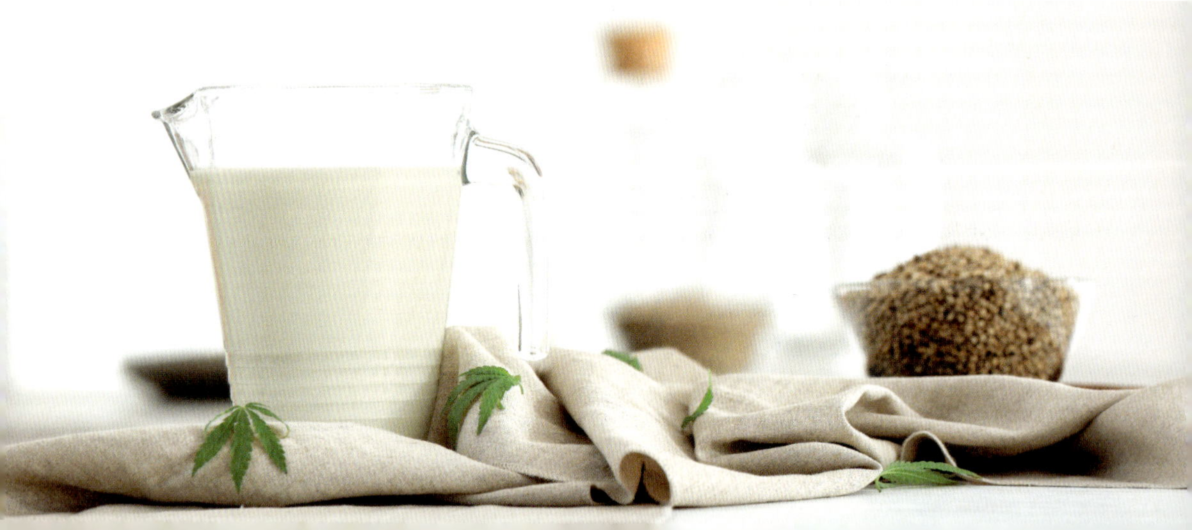

Hanföl in der Küche verwenden …

Hanföl ist gelbgrün (wenn es kalt gepresst wurde) bis dunkelgrün (wenn es bei einer höheren Temperatur gepresst wurde). Es hat ein nussartiges bis krautiges Aroma und eignet sich sehr gut für Salate, Gemüse und sogar für Süßspeisen. Der Rauchpunkt dieses Öls liegt bei 165 °C – das bedeutet, dass es nicht zum Braten oder gar zum Frittieren geeignet ist, sehr wohl aber zum Andünsten von Gemüse.

Achten Sie darauf, dass beim Dünsten anschließend stets genug Flüssigkeit vorhanden ist, damit im Topf oder in der Pfanne keine zu hohen Temperaturen entstehen. Hanföl lässt sich zudem perfekt zum Backen verwenden – etwa in Rezepten, in denen man üblicherweise Olivenöl verwendet. Es macht den Teig geschmeidig und verleiht ihm einen nussigen Geschmack.

In einer dunklen Flasche kühl gelagert, hält sich Hanföl 9 Monate.

Und so wird Hanföl hergestellt: Wie jedes gute pflanzliche Öl wird auch Hanföl schonend hergestellt. Das bedeutet: Es wird „kalt" gepresst, also bei einer Temperatur unter 40 °C, damit die wertvollen Nährstoffe und das Aroma erhalten bleiben. Bei der Produktion von Hanföl werden keine Zusatzstoffe verwendet, etwa um die Samenkörner „aufzubrechen".

Sofort nach der Pressung wird das Öl luftdicht in dunkle Flaschen abgefüllt, damit nicht nur die wertvollen Fettsäuren, sondern auch das natürliche, nussartige Aroma erhalten bleibt.

Was nach der Pressung der Hanfsamen übrig ist, nennt man „Presskuchen". Dieser wird nicht entsorgt, sondern weiter verwertet: Aus ihm entsteht Hanfmehl. Es hat einen wesentlich geringeren Fettanteil als die Samen selbst und ist deshalb bestens zum Backen geeignet.

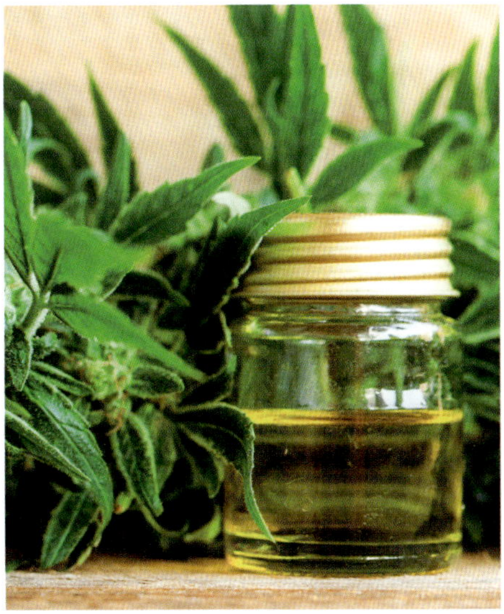

Hanföl pur

Was man in Italien und Griechenland, Spanien und Portugal mit Olivenöl macht, schmeckt mit Hanföl genauso gut – vielleicht sogar besser!

- **Brot tunken:** In einem flachen Schüsselchen Hanföl und ½ Teelöffel grobes Meersalz (oder Fleur de Sel) mischen. Ein Stückchen frisches Brot hineintunken und genießen. Der feine Geschmack und das besondere Aroma machen dies zu einem wahren Gourmeterlebnis!
- **„Spaghetti aglio e olio“** muss man nicht zwangsläufig mit Olivenöl zubereiten: Mit Hanföl schmeckt's ebenfalls sehr lecker.
- Das gilt genauso für **Gemüsesuppen**, die man kurz vor dem Servieren mit 1 oder 2 Spritzern Öl „aufpeppt“. Hanföl verleiht auch einer kalten Gazpacho einen besonderen kulinarischen Touch.
- Über **Gemüse, Kartoffeln oder frisch gebratenen Fisch** 1 Spritzer Hanföl geben. Das macht man in südlichen Gefilden gern mit hochwertigem Olivenöl. Hanföl verleiht dem Koch- oder Bratgut ein extravagantes Aroma und ist zudem auch noch gesund.

Salatdressings

Selbstverständlich kann man Hanföl genau wie jedes andere Pflanzenöl für Salatdressings verwenden. Es verträgt sich mit Essig und Zitrone, Joghurt und Sahne, mit Kräutern und den üblichen Gewürzen, die man für eine Salatsauce verwendet. Wer Hanföl nicht pur für sein Salatdressing verwenden möchte, kann es problemlos mit einem anderen Pflanzenöl (Sonnenblumen-, Raps-, Distel-, Oliven- oder einem Nussöl) mischen.

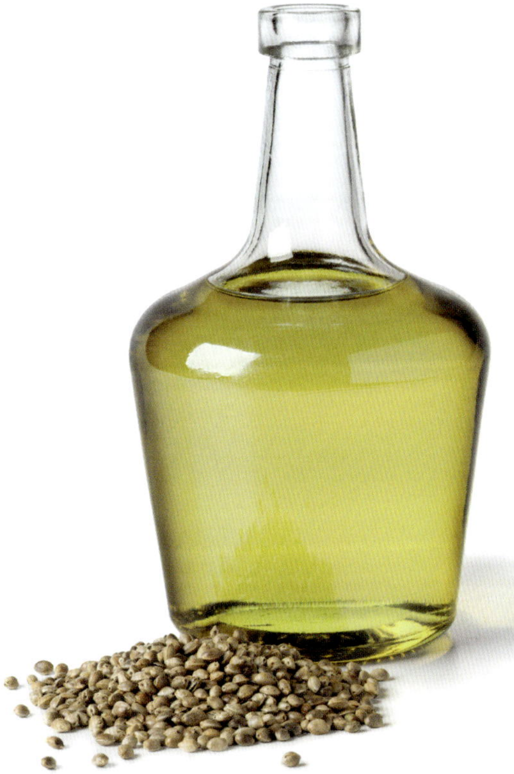

Leckere Smoothies und Drinks

- **Gemüsesmoothies** – vor allem mit Karotten – brauchen die Zugabe von Öl, damit sie „geschmeidiger“ werden. Wichtiger jedoch ist, dass bestimmte Vitamine nur dann vom Körper aufgenommen werden und ihre volle Wirkung entfalten können, wenn sie gemeinsam mit Fett bzw. Öl verzehrt werden. Solche „fettlöslichen Vitamine“ sind in unserer täglichen Nahrung enthalten – nämlich Vitamin A (Retinol), Vitamin D (Calciferol) und Vitamin E (Tocopherol). Wer seinem Lieblingssmoothie 1 bis 2 Spritzer Hanföl zugibt, tut sich nicht nur etwas Gutes, sondern wird zudem überrascht sein, wie sehr das nussartige Aroma den Geschmack verfeinert.
- Dasselbe gilt für **Früchtedrinks**: Auch hier macht Hanföl das Getränk nicht nur wertvoller und reichhaltiger, sondern bringt einen guten Geschmack.

Info

Und was sind Smoothies?

Das Wort „Smoothie“ kommt aus dem Englischen (*smooth* bedeutet „glatt, geschmeidig“) und bezeichnet heutzutage ein Getränk, das recht dickflüssig ist und aus püriertem Obst und/oder Gemüse besteht. Dieses Püree wird mit Wasser, (veganer) Milch bzw. Milchprodukten, Saft oder Kokosmilch verdünnt, damit es dünnflüssiger wird. Oft werden auch Nahrungsergänzungsmittel oder (Wild-)Kräuter zugesetzt.

- **Joghurt- oder Milchshakes** schmecken mit 1 Esslöffel Hanföl besonders lecker. Eine zusätzliche Gabe von etwas Hanfmehl oder angerösteten Hanfsamen macht das Ganze noch reichhaltiger, verleiht Nussaroma und knusprigen „Biss“.
- Sogar **Fruchtsäfte**, ob gekauft oder selbst gepresst, werden mit 1 Esslöffel Hanföl auf 250 Milliliter Saft aufgewertet – und so werden nicht nur Vitamine besser verfügbar gemacht, sondern auch wichtige essenzielle Fettsäuren zugeführt.

Hanf-Beeren-Smoothie

Für 2 Gläser

200 g Beeren – zwei Sorten, frisch oder tiefgekühlt, nach Wahl (rote Johannisbeeren, Brombeeren, Erdbeeren, Stachelbeeren, Himbeeren)

200 ml Wasser

1 EL Hanföl

etwa 2 EL Rohrzucker oder Honig

Saft von 1 Zitrone

1 EL geröstete geschälte Hanfsamen nach Wunsch

Zubereitung:

Die Beeren säubern und zusammen mit Wasser, Hanföl, Zucker (oder Honig) und Zitronensaft in den Mixer geben und cremig pürieren. Zum Schluss die Hanfsamen dazugeben und noch einmal kurz mixen.

Den Smoothie in die Gläser füllen und mit einigen Beeren garniert servieren.

Apfel-Ingwer-Hanf-Smoothie

Für 1–2 große Gläser

1 mittelgroßer Apfel

3 Karotten

1 daumendickes Stück Ingwer (oder mehr nach Geschmack)

Saft von 2 Orangen

1 TL Hanföl

Wasser zum Auffüllen

Zubereitung:

Den Apfel ohne Kerngehäuse grob in Stücke schneiden. Die Karotten ebenfalls in Stücke schneiden und beides mit dem grob gehackten Ingwer im Mixer cremig pürieren. Orangensaft, Hanföl und Wasser dazugeben und noch einmal durchmixen.

Den Smoothie in Gläser füllen und genießen.

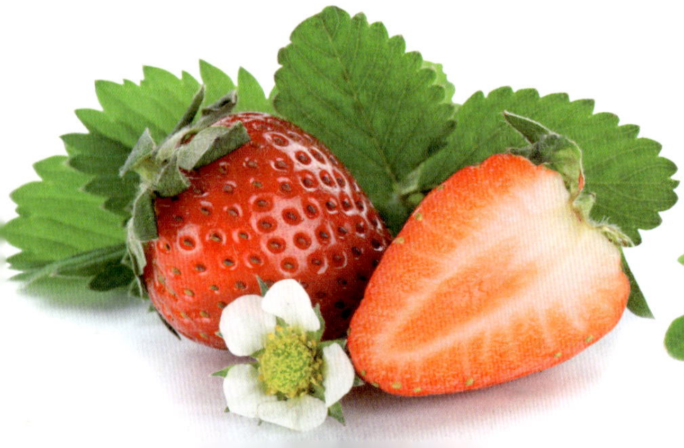

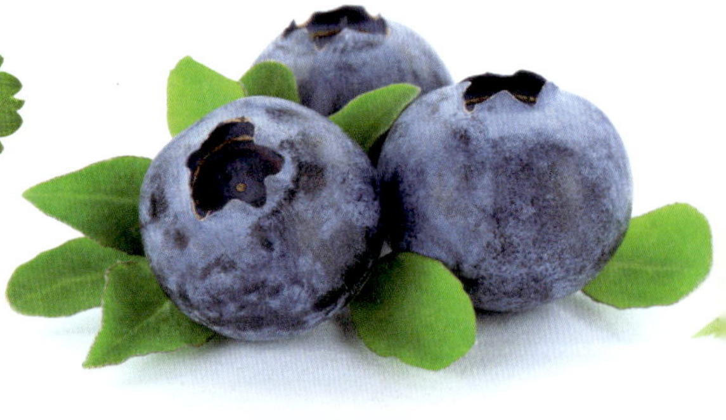

Bananen-Nuss-Hanf-Smoothie

Für 2 Gläser

2 mittelgroße Bananen

50 g fein gemahlene Nüsse bzw. Kerne (Walnüsse, Haselnüsse oder Mandeln)

150 g Joghurt

etwas Zimt nach Geschmack

1 TL Hanföl

Wasser zum Auffüllen

1 TL geschälte und geröstete Hanfsamen zum Anrichten

Zubereitung:

Die geschälten Bananen in Stücke schneiden und mit den Nüssen bzw. Kernen und dem Joghurt im Mixer cremig pürieren. Mit Zimt abschmecken und danach das Hanföl zugeben.

Den Smoothie in Gläser füllen, bei Bedarf Wasser dazugeben. Umrühren und das Ganze mit den Hanfsamen bestreut servieren.

Birnen-Beeren-Hanf-Smoothie

Für 2 Gläser

1 mittelgroße Birne

1 Orange

100 g Beeren (Himbeeren, Brombeeren oder Heidelbeeren)

1 TL Hanföl

Wasser zum Auffüllen

geröstete ungeschälte Hanfsamen zum Anrichten

Zubereitung:

Die Birne ohne Kerngehäuse grob in Stücke schneiden. Die Orange schälen und in Spalten zerteilen. Beide Früchte mit den Beeren im Mixer cremig pürieren. Hanföl dazugeben und mit Wasser auffüllen, nochmals mixen.

Den Smoothie in Gläser füllen und mit den gerösteten Hanfsamen bestreut servieren.

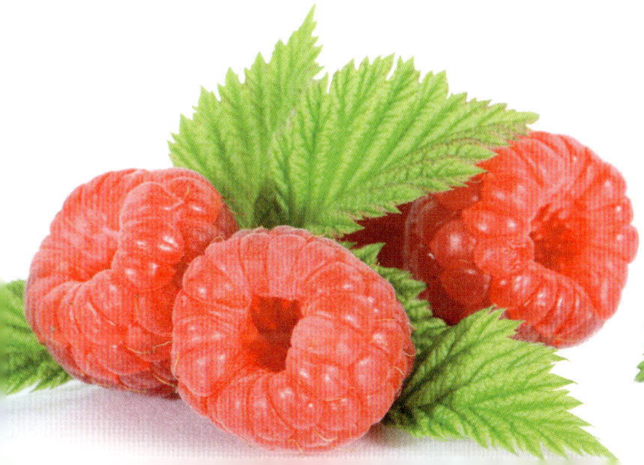

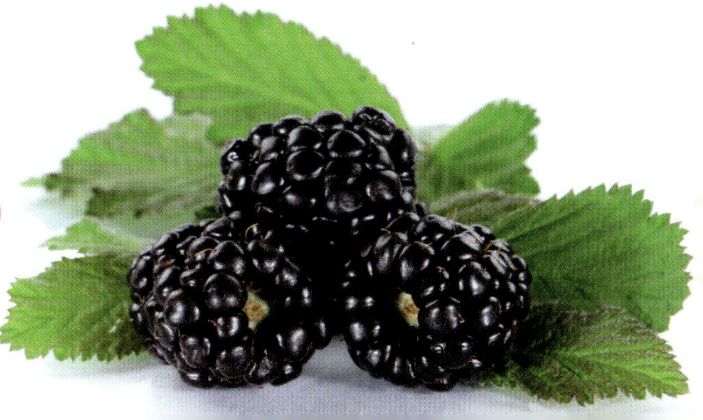

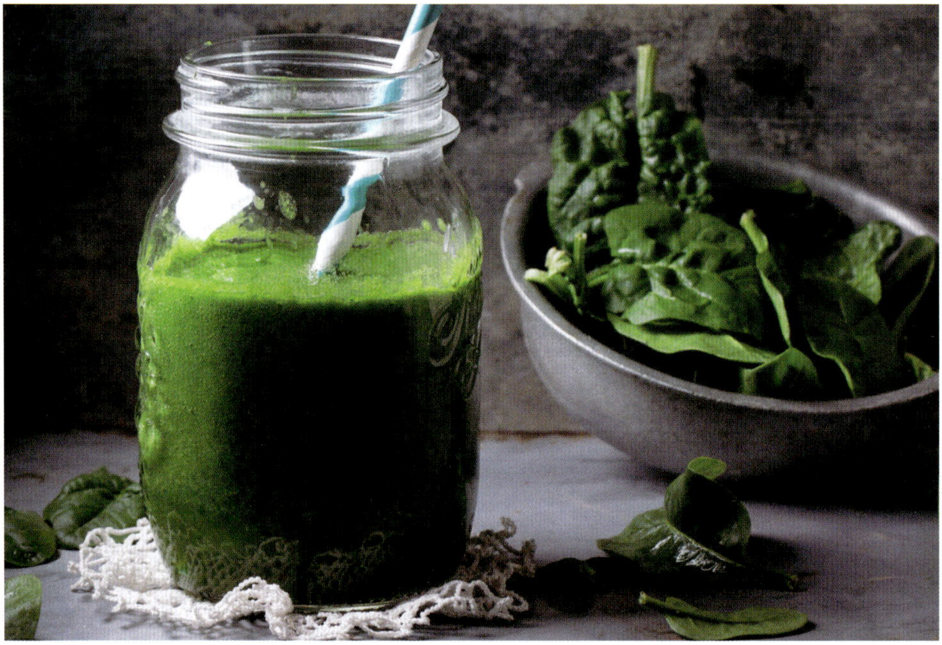

Grüner Smoothie spezial

Für 2 Gläser

- 1 mittelgroßer Pfirsich
- 1 Handvoll Spinat oder Mangoldblätter
- 100 g Staudensellerie
- 2 TL Hanföl
- etwas Vanilleextrakt nach Geschmack
- etwas frisch geriebener Ingwer nach Geschmack
- geröstete ungeschälte Hanfsamen zum Bestreuen
- Wasser zum Auffüllen

Zubereitung:

Den Pfirsich halbieren, den Kern entfernen und das Fruchtfleisch grob in Stücke schneiden. Zusammen mit den ebenfalls grob in Stücke geschnittenen Spinat- oder Mangoldblättern und dem zerkleinerten Sellerie sowie etwas Wasser im Mixer cremig pürieren. Hanföl dazugeben und das Ganze mit Vanille und Ingwer abschmecken. Bei Bedarf noch Wasser hinzufügen, bis das Getränk die gewünschte Konsistenz hat.

Den Smoothie in Gläser füllen und mit Hanfsamen bestreut servieren.

Karotten-Mango-Hanf-Shake

Für 2 Gläser

1 Mango

150 ml Karottensaft

1 EL Hanföl

100 g Joghurt

100 ml Wasser

2 EL Ahornsirup

ein paar Blättchen Minze zum Anrichten

Zubereitung:

Das Fruchtfleisch der Mango am Kern entlang abschneiden und schälen. Für die Dekoration 4 Spalten zur Seite legen. Das übrige Fruchtfleisch grob würfeln. Mit Karottensaft, Hanföl und Joghurt im Mixer cremig pürieren. Wasser und Ahornsirup zugeben und nochmals aufmixen.

In die Gläser geben und mit den Mangospalten und Minzblättern garniert servieren.

Erdbeer-Hanf-Shake

Für 2 Gläser

150 g Erdbeeren

180 ml Hanfmilch (Rezept siehe Seite 74)

1 TL Hanföl

etwa 2 EL Rohrzucker (oder Honig)

300 ml Mineralwasser

Zubereitung:

Erdbeeren putzen, waschen, halbieren und im Mixer cremig pürieren. Hanfmilch und Hanföl dazugeben, mit Rohrzucker (oder Honig) abschmecken und schaumig mixen.

Den Shake in die Gläser füllen, mit Wasser aufgießen und umrühren.

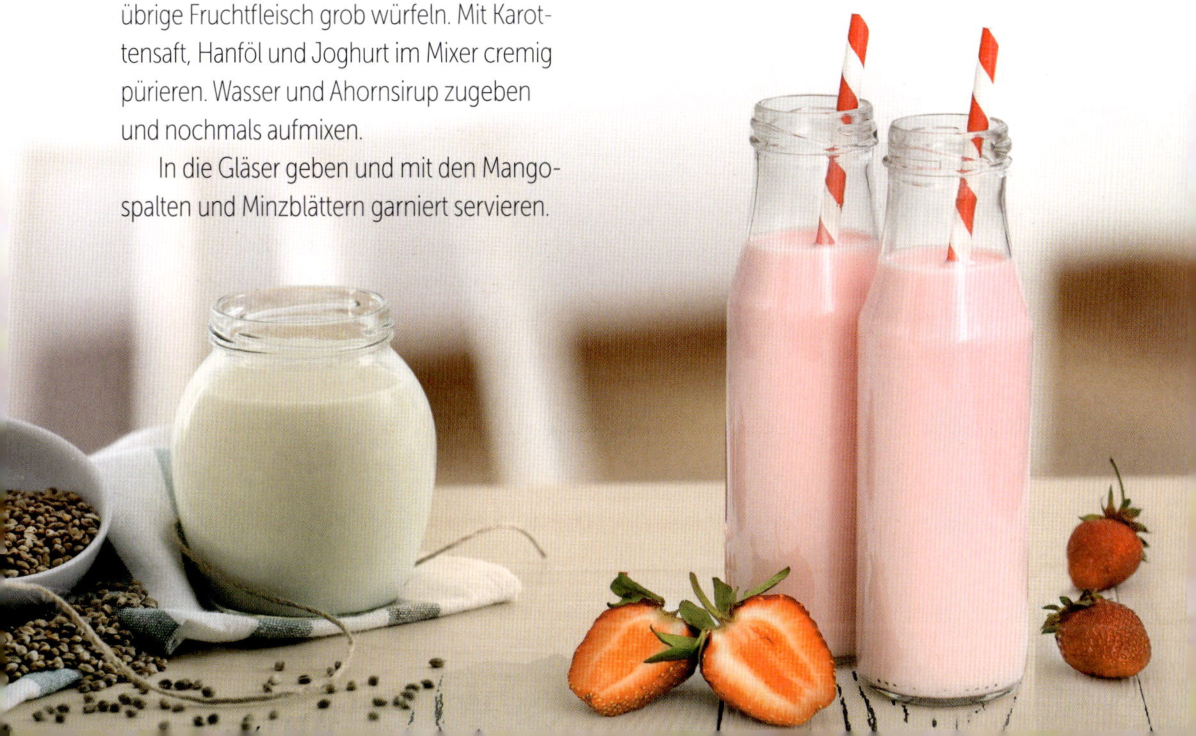

Gegen Hungersnöte und mittelalterliche Seuchen ...

Als im Jahre 1937 in den USA ein Rechtsausschuss über das Verbot von Marihuana und damit über den Anbau von Hanf beriet, sprach sich Ralph Loziers, der juristische Berater des *National Institute of Oilseed Products* (Nationalen Instituts für Ölsamen-Erzeugnisse), eindeutig für eine Beibehaltung des Hanfanbaus aus. Denn Hanf sei eben nicht nur ein Genussmittel, sondern die Samen seien bei allen orientalischen Völkern sowie in manchen Regionen Russlands seit Generationen Teil der Ernährung – vor allem in Hungerzeiten. Da Hanf eine sehr anspruchslose Pflanze ist – sie gedeiht auch unter eher ungünstigen Umweltbedingungen–, erzielt sie auch dort gute Erträge, wo andere Getreidesorten nur wenig oder gar keine Ernte bringen.

Der amerikanische Autor Jack Frazier recherchierte in historischen Quellen und beschreibt in *The Marijuana Farmers: Hemp Cults and Cultures*, dass im 19. Jahrhundert viele Einwohner Australiens zwei lange Hungerperioden ohne gravierende Mangelerscheinungen überleben konnten, weil sie eben auch Hanfsamen und -blätter verzehrten.

Medizinhistorische Erkenntnisse können heute noch etwas beweisen, nämlich dass Ernährung und Entwicklung innerhalb sozialer Schichten einer Bevölkerung eng zusammenhängen. Und auch da spielte der Hanf eine entscheidende Rolle. Natürlich hat man früher nicht über die wissenschaftlichen Erkenntnisse verfügt, die uns heute zur Verfügung stehen und die eindeutig klar machen, wie wertvoll die Inhaltstoffe von Samen und Öl für unsere Gesundheit sind. Gerade die Entdeckung vor allem der für unseren Organismus so wichtigen Fettsäuren gilt Medizinhistorikern als Beleg, warum bestimmte Bevölkerungsgruppen eher für Krankheiten anfällig waren als andere.

Interessanterweise ist es gerade nicht so, wie man als Laie vielleicht vermutet: Nicht die privilegierten, sondern die unteren Bevölkerungsschichten waren gesundheitlich meist im Vorteil, obgleich sie sich keinen teuren Medicus leisten konnten – wie etwa ein Landesfürst oder Bischof.

Der Biochemiker R. Lee Hamilton, emeritierter Professor der angesehenen Universität von Kalifornien in Los Angeles, ist überzeugt davon, dass der Adel im

Mittelalter wegen seiner Ernährung wesentlich weniger widerstandsfähig gegenüber Seuchen war. Der Grund ist: Hanf. Bei Bauern und niederen Ständen gehörte er zur Alltagsnahrung – etwa als Hanfbutter oder als *Siemieniotka*, also Hanfsuppe (Seite 72 f.).

Die oberen Schichten des Adels und des Klerus aber verschmähten Hanf, denn er galt als „Arme-Leute-Essen“. Außerdem verzehrten die reichen Leute damals meist weniger Gemüse, sie bevorzugten Fleisch. Nicht ahnend, dass die wertvollen Inhaltstoffe beispielsweise von Hanf und Gemüse ein besseres Immunsystem und damit Widerstandskraft gegen so manch schlimme Krankheit mit sich brachten.

All das ist leider in Vergessenheit geraten, wurde nach und nach wiederentdeckt und vor allem mittlerweile wissenschaftlich erforscht.

… sowie moderne Zivilisationskrankheiten

In den vergangenen Jahrzehnten, in der Zeit zwischen dem Ende des Zweiten Weltkriegs bis vor etwa 25 Jahren, wurde Hanf einzig als Lieferant für Rauschdrogen wahrgenommen. Heute jedoch ist man sich darüber im Klaren, wie wertvoll und essenziell die Inhaltstoffe von Hanfsamen und Hanföl sind und dass der regelmäßige Genuss von beidem so manche „moderne“ Erkrankung verhindern oder zumindest deren Beschwerden lindern kann. So regulieren diese Stoffe den Blutdruck, senken den Cholesterinspiegel, unterstützen unsere Gehirnfunktionen und wirken Entzündungen entgegen (siehe auch unter „Hanf als Medikament“, Seite 94 ff.). Wichtig ist dabei zu wissen, dass

- **ungeschälte Hanfsamen** – wie andere ungeschälte Körner auch – besonders viel Ballaststoffe enthalten; das ist gut für die Verdauung und für unseren Stoffwechsel;
- sich in **Hanföl** (und in den Samen) qualitativ hochwertige mehrfach ungesättigte Fettsäuren in einem ausgewogenen Verhältnis finden, darunter γ-Linolensäure, die auch in der Muttermilch enthalten ist. Das Öl, das man aus Hanfsamen gewinnt, gehört damit zu den gesündesten pflanzlichen Ölen überhaupt (siehe unter „Die Inhaltstoffe von Hanfsamen und Hanfsamenöl“, Seite 50 ff.).

Gesund ernährt mit Hanfsamen und Hanföl

Heute sind wir unseren Vorfahren voraus, die im Mittelalter gelebt haben, denn wir wissen, welch wertvolle Inhaltstoffe in Hanfsamen stecken und welche Wirkung sie in unserem Organismus entfalten. So können wir Hanfsamen wie -öl in unserer tagtäglichen Ernährung gezielt einsetzen, um unseren Körper prophylaktisch zu schützen. Wer sich richtig ernährt, ist auf einem guten Weg, der so manche Krankheit vermeiden hilft. Wissenschaftliche Forschungen kommen schon seit Jahren zu dem Schluss, dass die alte Weisheit des Philosophen Ludwig Feuerbach (1804–1872) absolut richtig ist: *„Der Mensch ist, was er isst."*

Ernährungsphysiologisch ist Hanf also ein äußerst wertvolles Lebensmittel. Die enthaltenen Nähr- und Vitalstoffe (siehe Seite 50 ff.) sind ein Beispiel dafür, wie perfekt die Natur in einem kleinen Samenkorn fast alles verpackt hat, was wir für eine ausgewogene Ernährung und damit für ein gesundes Leben benötigen. Dazu gehören die wertvollen Fettsäuren, die dazu beitragen, dass Krankheiten wie etwa Neurodermitis, rheumatische Arthritis, Diabetes oder andere Stoffwechselerkrankungen sich merklich bessern oder sogar ganz geheilt werden können (siehe auch Seite 53 f.).

Info

Schon ein paar Esslöffel täglich reichen aus!

Bereits eine Menge von 2 bis 4 Esslöffel Hanfsamen pro Tag schenkt Ihrem Körper eine gute Grundversorgung an vielen wertvollen Nährstoffen. 1 Handvoll ungeschälter Samen deckt den Tagesbedarf an Eiweiß für einen Erwachsenen. Und 20 Gramm Hanföl (das sind etwa 2 Esslöffel) decken den Tagesbedarf eines Erwachsenen an den meisten essenziellen Fettsäuren. Wer Hanföl in seinen täglichen Speiseplan einbaut, tut sich also etwas richtig Gutes.

... und im Dienste der Schönheit einsetzen

Hanföl pur kann man durchaus auch zur Hautpflege verwenden. Man muss sich nicht extra Cremes oder Lotionen mischen, sondern nimmt einfach ein paar Tropfen Öl und trägt sie auf die Haut auf.

Hanföl gehört zu den wenigen Ölen (wie etwa auch Kokosöl), die schnell und praktisch rückstandsfrei in die Haut einziehen. Es reguliert den Wasserhaushalt in der Oberhaut: Falten glätten sich. Für Hände, Füße und Nägel ist Hanföl ebenfalls gut geeignet: einfach bei der täglichen Pflege jeweils ein paar Tropfen in die Haut und ins Nagelbett einmassieren.

Kosmetische Anwendung

Gegen Feuchtigkeitsmangel und sogar gegen Hautalterung wirkt Hanföl wegen seiner Inhaltstoffe effektiv: Essenzielle Fettsäuren werden von der Haut direkt aufgenommen. Am einfachsten verwendet man das Öl ebenfalls pur: ein paar Tropfen auf die Handfläche geben und das Öl dann auf der Gesichtshaut verteilen. Hinweis: Hanföl sollte stets kühl (am besten im Kühlschrank) und nicht im oft feuchten und warmen Badezimmer aufbewahrt werden!

Hanföl als Kosmetikprodukt

Hanföl wirkt beruhigend auf die Haut – kein Wunder also, dass es in manchen Cremes und Pflegelotionen enthalten ist. Es ist besonders mild und irritierte Haut lässt sich durch seine Inhaltstoffe beruhigen und wirkungsvoll pflegen. Alterungsprozesse in den Hautzellen werden hinausgezögert,

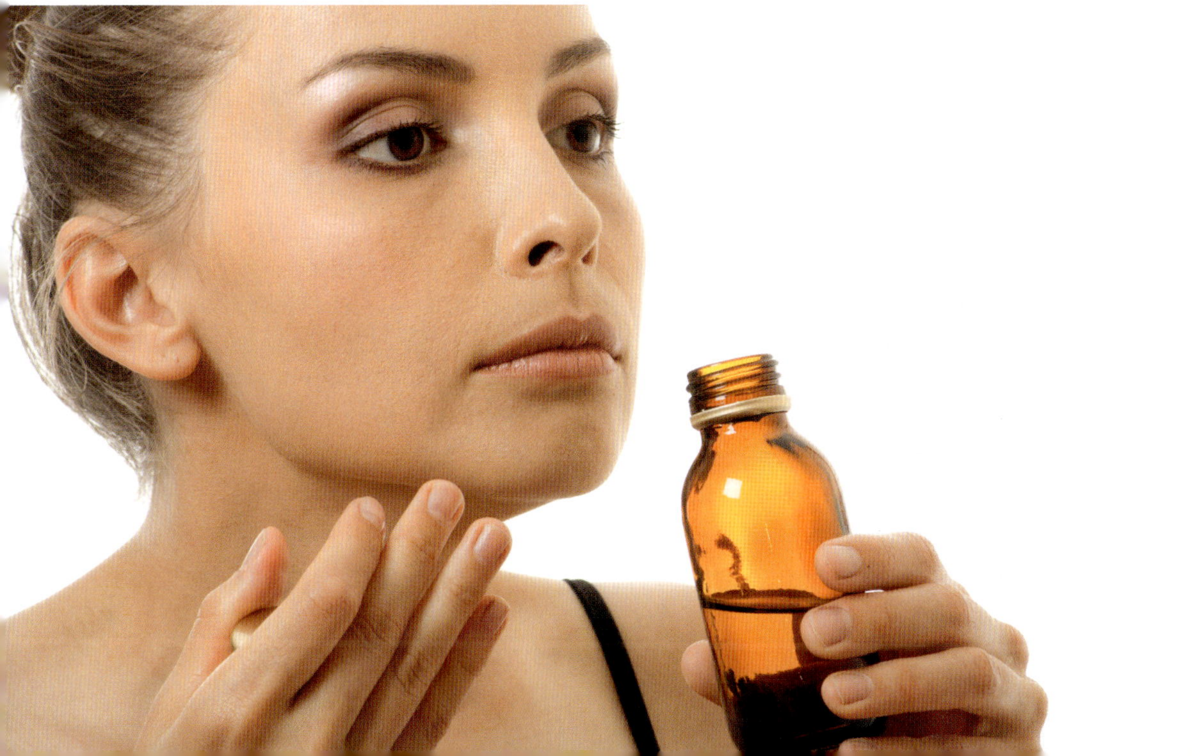

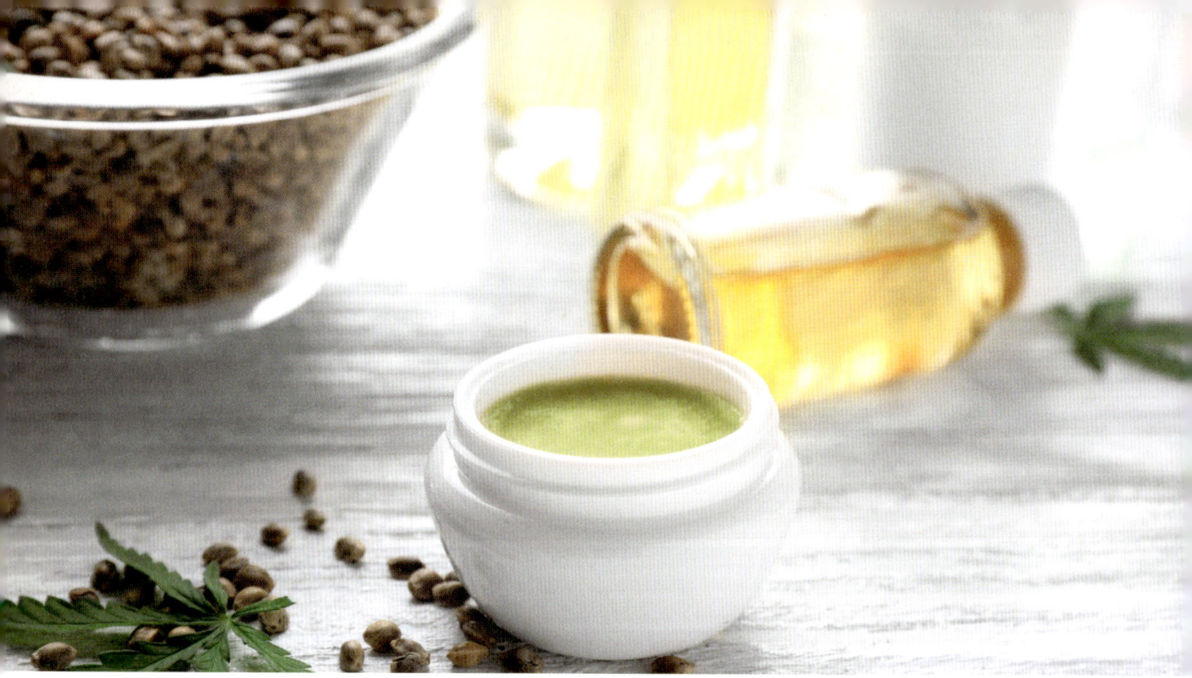

die Haut bleibt nach der Pflege mit Hanfprodukten voller Spannkraft und wirkt jugendlich. Mittlerweile gibt es zahlreiche Kosmetikprodukte auf Hanfbasis.

Hanföl lässt Hautschäden schneller abheilen

Hanfsamenöl wirkt antiseptisch und antimikrobiell, mit seiner Hilfe heilen Pickel, verletzte Haut und kleine Entzündungen schneller ab, Narben werden „weich" und fügen sich wieder ins normale Hautbild ein. Kleinere Verletzungen wie Kratzer heilen ebenfalls schneller ab, ohne Narben zu hinterlassen, wenn man sie während der Heilungszeit regelmäßig mit Hanföl betupft.

In der Volksmedizin hat man Hanf schon sehr lange als Arznei bei mancherlei Beschwerden und Krankheiten eingesetzt – nicht nur bei Schädigungen der Haut (siehe Kapitel „Hanf als Medikament", Seite 74 ff.).

Hanfsalbe

Salben werden – anders als Cremes und Lotionen – ohne den Zusatz von Wasser hergestellt. Sie geben der Haut keine Feuchtigkeit, sondern sorgen dafür, dass Unreinheiten oder kleinere Verletzungen schnell abheilen. Zudem haben sie eine pflegende Wirkung, denn sie glätten die Hautoberfläche.

Hanf-Honig-Lotion zur Reinigung

Für 1 Anwendung

1 EL Hanföl

2 Tropfen ätherisches Lavendelöl

1 Spritzer Zitronensaft (bei fettiger oder Mischhaut)

1 TL Honig

Zubereitung & Anwendung:
Alle Zutaten gut miteinander vermischen. Die Lotion nach und nach auf die Fingerspitzen geben und auf der Gesichtshaut verteilen.

Das Ganze etwa 1 Minute einwirken lassen und anschließend mit reichlich lauwarmem Wasser abspülen. Die Haut trocken tupfen.

Hanf-Avocado-Maske

Für 1 Anwendung

1 mittelgroße reife Avocado

30 ml Hanföl

Zubereitung & Anwendung:
Die Avocado aufschneiden, den Kern herausnehmen und das Fruchtfleisch mit einem Esslöffel aus der Schale heben. Zusammen mit dem Hanföl im Mischer cremig pürieren.

Die Maske mit einem Kosmetikpinsel auf der Gesichtshaut verteilen.

Das Ganze etwa 15 Minuten einwirken lassen und anschließend mit lauwarmem Wasser abwaschen.

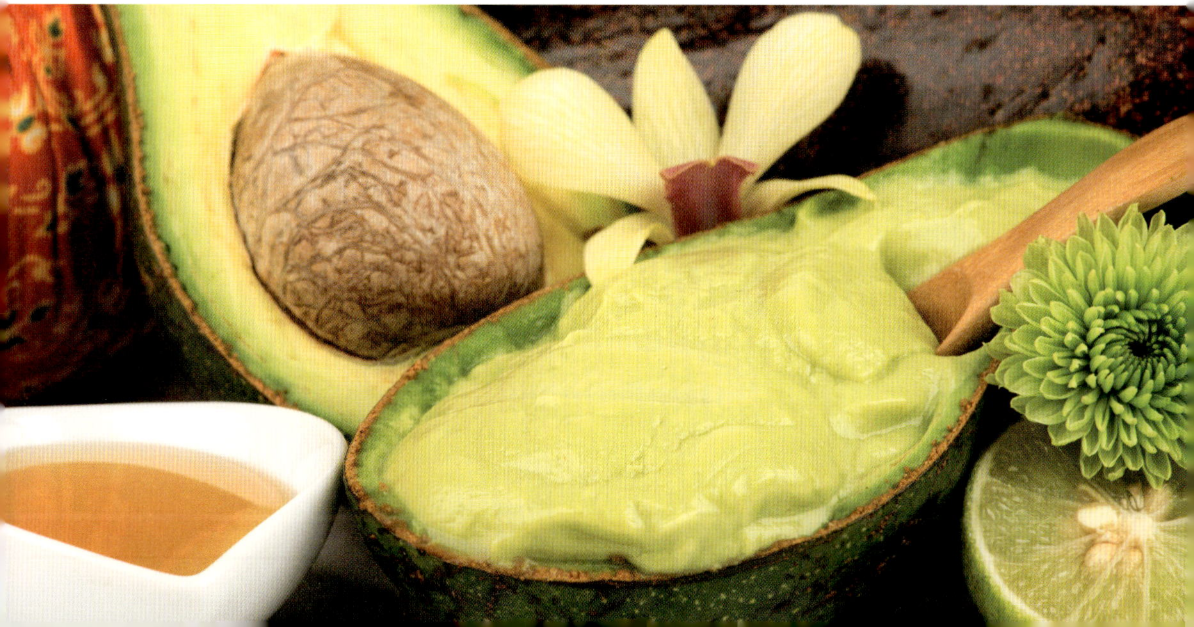

Hanf-Bananen-Maske

Für 1 Anwendung

1 EL Honig

1 EL Hanföl

½ zerdrückte Banane

Zubereitung & Anwendung:
Alle Zutaten gut miteinander vermischen.

Die Maske auf die Gesichtshaut auftragen. Das Ganze etwa 10 bis 20 Minuten einwirken lassen und anschließend mit lauwarmem Wasser abwaschen.

Hanf-Meersalz-Maske

Für 1 Anwendung

2 EL Meersalz

je 1 EL Hanf- und Mandelöl

ein paar Tropfen ätherisches Pflanzenöl nach Wunsch

Zubereitung & Anwendung:
Alle Zutaten gut miteinander vermengen, bis eine zähflüssige Paste entsteht.

Die Maske mit einem Pinsel auf die Gesichtshaut auftragen, Augenpartie dabei aussparen.

Das Ganze etwa 15 Minuten einwirken lassen und anschließend mit reichlich lauwarmem Wasser abspülen.

Hanf-Aprikosen-Serum

Für mehrere Anwendungen

1 EL Hanföl

1 EL Aprikosenkernöl

5 Tropfen Hagebuttenkernöl (oder Karottensamenöl)

einige Tropfen Avocadoöl

Zubereitung & Anwendung:
Alle Öle gut miteinander vermischen und in ein luftdicht verschließbares braunes Glasfläschchen (am besten mit Pipette) abfüllen. Kühl lagern.

Regelmäßig, am besten vor dem Zubettgehen, einige Tropfen dieses Serums auf der Gesichtshaut verteilen und leicht einmassieren. Über Nacht einziehen lassen.

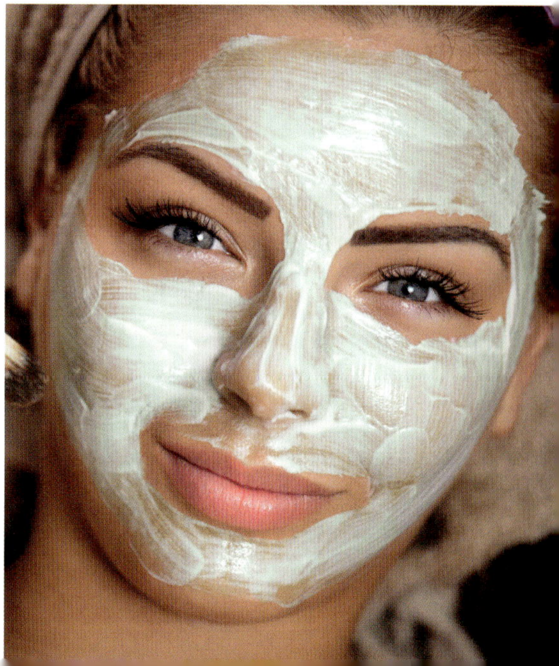

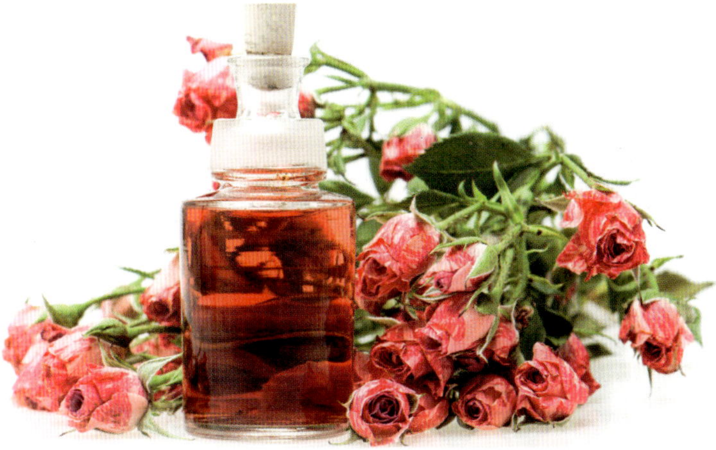

Hanf-Rosen-Öl

Für etwa 200 Milliliter Öl

120 ml Mandel- oder Olivenöl

60 ml Hanföl

5 Tropfen ätherisches Rosenöl

60 g Bienenwachs

Zubereitung & Anwendung:
Mandel- oder Olivenöl gut mit Hanf- und Rosenöl mischen, dann zusammen mit dem Bienenwachs unter ständigem Rühren in einer kleinen, hitzebeständigen Schüssel im Wasserbad langsam erwärmen, bis das Wachs geschmolzen ist. Das Ganze gut durchrühren.

Das Öl noch warm in ein dunkles Schraubdeckelglas abfüllen. Kühl aufbewahren. Das Öl ist etwa 6 Monate haltbar.

Hanfsalbe – Basisrezept

Für etwa 100 Milliliter Salbe

100 ml Hanföl

10 g Bienenwachs

Zubereitung & Anwendung:
Das Öl zusammen mit dem Bienenwachs unter ständigem Rühren in einer kleinen, hitzebeständigen Schüssel im Wasserbad langsam erwärmen, bis das Wachs geschmolzen ist.

Wenn beides sich gut verbunden hat, wird die Masse in einen sauberen Salbentiegel umgefüllt. Erkalten und damit fest werden lassen und verschließen.

Die Hanfsalbe ist gut gekühlt etwa 3 Monate haltbar.

Hanf-Kräuter-Salbe – Heißauszug

Für etwa 120 Milliliter Salbe

- 10 g frische (oder 20 g getrocknete) Kräuter (siehe Info-Kasten, rechte Seite)
- 100 ml Hanföl
- 10 g Bienenwachs
- 5–10 g Kakao- oder Sheabutter
- 10–15 Tropfen ätherisches Pflanzenöl nach Wunsch

Zubereitung & Anwendung:
Die Kräuter im Öl auf etwa 70 °C erwärmen. Unter ständigem Rühren 10 Minuten bis 1 Stunde ziehen lassen. Die Dauer hängt von den verwendeten Pflanzenteilen ab: Bei Blüten reichen 10 Minuten aus. Blätter lässt man etwa 20 Minuten, Stängel ½ Stunde und Wurzeln bis 1 Stunde ziehen (damit die wichtigen Inhaltstoffe ins Öl übergehen).

Das Ganze anschließend durch ein mit einem Stück Baumwolltuch ausgelegtes kleines Sieb abgießen, die Pflanzenreste noch einmal gut auspressen.

Das Hanf-Kräuter-Öl zusammen mit dem Bienenwachs unter ständigem Rühren in einer kleinen, hitzebeständigen Schüssel im Wasserbad langsam erwärmen, bis das Wachs geschmolzen ist. Mit der Kakao- oder Sheabutter zu einer homogenen Masse verrühren.

Die Schüssel aus dem Wasserbad nehmen. Ist die Salbe ein wenig abgekühlt, kann man nach Wunsch noch ein ätherisches Öl zugeben und gut vermischen. Die Salbe in ein sauberes Schraubglas umfüllen und zunächst mit einem Tuch abdecken (damit die letzte Feuchtigkeit entweichen kann). Ist die Salbe völlig abgekühlt, gut verschließen und mit Etikett versehen (Herstellungsdatum vermerken!). Gekühlt ist die Hanf-Kräuter-Salbe etwa 1 Jahr haltbar.

Hanf-Kräuter-Salbe – Kaltauszug

Für etwa 120 Milliliter Salbe

- 10 g frische (oder 20 g getrocknete) Kräuter (siehe Info-Kasten, rechte Seite)
- 100 ml Hanföl
- 10 g Bienenwachs
- 5–10 g Kakao- oder Sheabutter
- 10–15 Tropfen ätherisches Pflanzenöl nach Wunsch

Zubereitung & Anwendung:
Die Kräuter in ein Schraubglas geben, das Hanföl dazugießen. Das Ganze an einem warmen und sonnigen Ort ziehen lassen. Regelmäßig schütteln und nach etwa 3 Wochen durch ein mit einem Stück Baumwolltuch ausgelegtes Sieb abschütten. Die

Zutaten für Hanfsalben und -cremes

Bienenwachs (am besten als Pastillen, sie sind in Weiß oder Gelb erhältlich) sorgt dafür, dass das reine Hanföl fest wird und eine salben- bzw. cremeartige Konsistenz bekommt.

Sheabutter gewinnt man aus den Früchten (Nüssen) des afrikanischen Karitébaums. Das Pflanzenfett dient bei der Herstellung von Naturkosmetik oft als Basisstoff – ebenso wie **Kakaobutter**, die aus den Früchten des Kakaobaums gewonnen wird. Vorteil beider Fette ist ihre lange Haltbarkeit (auch unraffiniert), und das selbst bei tropischen Temperaturen. Außerdem haben beide einen sehr niedrigen Schmelzpunkt (Sheabutter: 28 bis 32 Grad, Kakaobutter: 28 bis 36 Grad), bleiben aber dennoch im Unterschied zu Ölen – etwa Hanföl – fest und können deshalb gut zu Cremes und Lotionen verarbeitet werden.

Kräuter enthalten heilende Wirkstoffe, die bei Hautproblemen helfen können. Das sind **bei unreiner und fettender Haut** Arnika, Gänseblümchen, Johanniskraut, Kamille, Lindenblüten, Ringelblume, Salbei, Schafgarbe, Thymian und Zinnkraut. Bei **Haut mit wenig Spannkraft und roten Äderchen** wirken Birkenblätter, Feigwurz, Thymian und Zinnkraut; **bei müder, schlecht durchbluteter Haut** helfen Efeu, Kornblumen, Rosmarin, Thymian und Zinnkraut; **bei trockener und nervöser Haut** sind Kamillenblüten, Lavendelblüten, Lindenblüten, Ringelblumen und Rosenblüten nützlich.

Hinweis: Bitte klären Sie vor dem Zubereiten stets ab, ob Sie Allergien gegen bestimmte Pflanzen oder Zusatzstoffe (etwa Bienenwachs) haben. Das gilt natürlich auch, wenn Sie Ihre selbst hergestellte Kosmetik weitergeben.

Kräuter anschließend noch einmal gut auspressen.

Das Kräuteröl mit dem Bienenwachs unter ständigem Rühren in einer kleinen, hitzebeständigen Schüssel im Wasserbad erwärmen, bis das Wachs geschmolzen ist. Mit der Kakao- oder Sheabutter zu einer homogenen Masse verrühren.

Die Schüssel aus dem Wasserbad nehmen. Ist das Ganze ein wenig abgekühlt, kann nach Wunsch ätherisches Pflanzenöl hinzugefügt werden. Gut verrühren und die Salbe in ein sauberes Schraubglas füllen. Mit einem Tuch bedecken und völlig abkühlen lassen, danach gut verschließen und kühl aufbewahren. Ist etwa 1 Jahr haltbar.

Hanf-Apfelessig-Shampoo

Für mehrere Anwendungen

3 EL Kernseife, in Flocken oder gerieben

8 EL heißes Wasser

1 EL Apfelessig

1 TL Hanföl

Zubereitung & Anwendung:
Alle Zutaten vermischen und unter ständigem Rühren in einer kleinen, hitzebeständigen Schüssel im Wasserbad langsam erhitzen.

Das Shampoo anschließend in eine gut verschließbare Flasche umfüllen.

Pro Anwendung nimmt man etwa 1 Teelöffel des Shampoos und verteilt ihn auf den nassen Haaren. Mit den Fingerspitzen einmassieren, kurz einwirken lassen und dann gründlich auswaschen. Das Shampoo ist etwa 8 Wochen haltbar.

Tipp

Anstelle des Apfelessigs können Sie auch Rosen- oder Lavendelessig (siehe Rezept rechte Spalte) verwenden.

Rosen- oder Lavendelessig

Für 1 Liter Essig

20 g getrocknete Rosenblüten oder -knospen (bzw. Lavendelblüten)

1 l Weißweinessig

Zubereitung & Anwendung:
Die Rosenblüten oder -knospen (alternativ: Lavendelblüten) in eine gut verschließbare Flasche geben, den Essig daraufgießen und das Ganze mindestens 2 Wochen an einem dunklen, aber warmen Ort ziehen lassen. Täglich schütteln oder umrühren.

Den Essig anschließend durch ein mit einem Stück Baumwolltuch ausgelegtes kleines Sieb abgießen, die Blütenreste noch einmal gut auspressen. In Flaschen umfüllen.

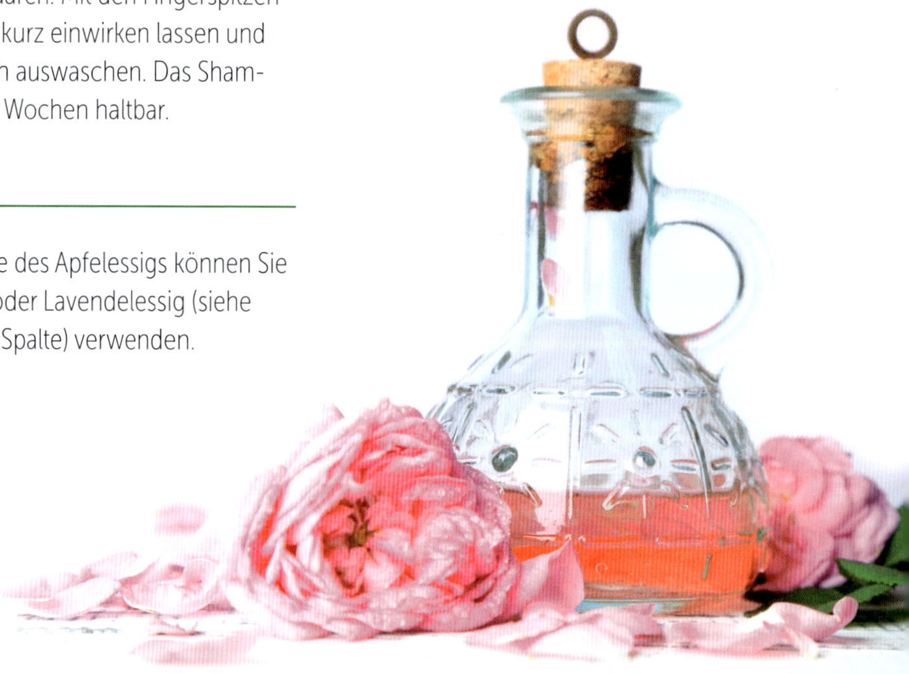

Hanf-Ei-Zitronen-Shampoo

Für 1 Anwendung

- 1 ganzes Ei
- 1 Eigelb
- 1 TL Hanföl
- 1 TL Honig
- Saft von ½ Zitrone

Zubereitung & Anwendung:
Ei und Eigelb gründlich verquirlen. Hanföl und Honig nach und nach unter Rühren hinzufügen. Zum Schluss den Zitronensaft hineinrühren.

Das Shampoo im Haar verteilen, gründlich einmassieren und etwa 5 Minuten einwirken lassen. Anschließend mit reichlich warmem Wasser gründlich ausspülen und das Haar wie gewohnt trocknen und frisieren.

Info

Hanföl als Haarspülung und -packung

Im Gegensatz zu herkömmlichen Haarspülungen wendet man eine **Hanfölspülung vor der Haarwäsche** an: einfach etwa ½ Esslöffel Hanföl im Haar und auf der Kopfhaut verteilen, gut einmassieren und ein paar Minuten einwirken lassen. Danach werden die Haare wie gewohnt mit einem milden, pH-neutralen und silikonfreien Shampoo gewaschen.

Hanföl **als Haarkur** wird **nach der Haarwäsche** aufgetragen. Wichtig ist, dass keine Reste des Shampoos im Haar verbleiben – deshalb mehrmals, am besten ein paar Minuten lang, ausspülen. Überschüssiges Wasser gründlich mit einem Handtuch herausdrücken, das Haar vorsichtig durchkämmen und je nach Haarlänge mindestens 1 Esslöffel Hanföl darin verteilen und gut einmassieren, dabei die Kopfhaut nicht vergessen. Diese Kur unter einem Handtuch etwa 45 Minuten einwirken lassen. Anschließend das Haar mit einem milden und silikonfreien Shampoo waschen und wie üblich trocknen und frisieren.

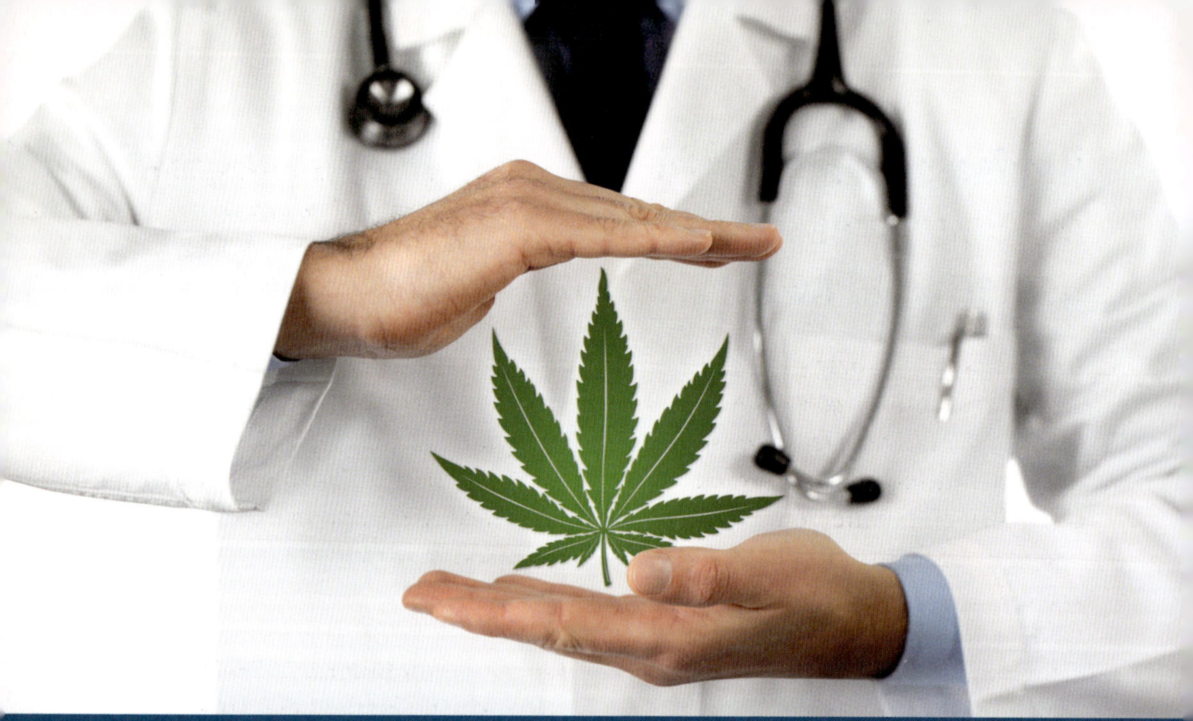

Hanf als Medikament

Dass Hanf nicht nur für eine gesunde Ernährung wichtig ist, sondern tatsächlich heilende Kräfte besitzt, ist schon seit vielen Jahrhunderten bekannt. Ärzte vergangener Zeiten haben Hanf bei unterschiedlichsten Beschwerden und Krankheiten verordnet. Bereits knapp 2800 Jahre v. Chr. gab es im alten China die Empfehlung, Hanfharz gegen Frauenleiden, Rheuma, Gicht, Verstopfung und sogar Malaria einzusetzen.

Hanf wurde in Europa eher als Tabakersatz geraucht, obgleich man wusste, dass er in Afrika und Asien auch zu Rauschzwecken konsumiert wurde. Zwar wurde Hanf 1937 in den USA verboten, dennoch gab es weiterhin wissenschaftliche Forschungen zu seinen medizinischen Einsatzmöglichkeiten.

Hanfsamen und Hanföl als Heilmittel – gestern und heute

In dem alten Medizin- und Gesundheitsbuch *Die goldene Wünschelrute für alle Stände* findet sich ein Hausmittel aus Hanfsamen, das bei fiebrigen Schmerzen, Schlaflosigkeit und Husten helfen soll. Da steht: „*Eine Milch von Hanfsamen wird mit Rosenwasser oder Holundersaft vermischet; mit Tüchlein über die Stirn gebunden, stillet sie in hitzigen Fiebern das Hauptweh und befördert den Schlaf, eingenommen lindert sie den Husten.*" Sind Hanfsamen also ein Wundermittel, das bei allen möglichen Beschwerden hilft?

Um 1837 erschien das Büchlein *Der praktische Hausarzt* des Berliner Arztes W. Andresse. In der *Hausmittel-Apotheke*, die Johann Philipp Heinse ein Jahr später herausgab – einem *Noth- und Hilfsbuch zunächst für von Aerzten entlegen wohnende Familienväter, Hausmütter und Auswanderer* –, ist als Rezept aus dem *Praktischen Hausarzt* eine Abkochung von Hanfsamen bei Erkrankung an Ruhr empfohlen.

Und „bei schmerzhaftem Wasserlassen", so rät Edmund Ramsdorf in seiner *Sammlung vorzüglicher Hausmittel* noch in den ersten Jahren des 20. Jahrhunderts, helfen Hanfsamen ebenfalls: „*Man zerstoße eine kleine Handvoll Hanfsamen so klein als möglich, bindet ihn in reine Leinewand, aber nicht fest, brüht ihn mit heißem Wasser an und lässt es noch ein wenig kochen – als dann wohl ausgedrückt und nach Appetit lauwarm oder kühl getrunken.*"

Hanf in der Volksmedizin

Hildegard von Bingen (1098–1179) kannte die heilende (und wohl auch die psychoaktive Wirkung) von Hanf. In ihren Schriften ist zu lesen: „*Sein Same enthält Heilkraft und er ist für gesunde Menschen heilsam zu essen, und in ihrem Magen ist er leicht und nützlich. Er vermindert die üblen Säfte und macht die guten Säfte stark. Aber wer im Kopfe krank ist und ein leeres Gehirn hat und Hanf isst, dem bereitet dies leicht etwas Schmerz im Kopf. Aber dem gesunden Kopf und dem vollen Gehirn schadet er nicht.*"

Dieses Wissen von Hildegard von Bingen und vielen anderen Heilkundigen setzte sich fort. Denn bis in die Zeiten moderner Medizin galten Hanfrezepte in der Volksmedizin als probate Heilmittel:

- Aus Bayern stammt ein Rezept **gegen geschwollene, arthritische Füße:** Man sollte Hanfwerg (das sind die haarähnlichen Fasern des Hanfs) in den Rauch von Wacholder hängen und den Werg dann auf die schmerzenden Stellen legen.
- Ähnliches kannte man im schwäbischen Tübingen: Angewärmtes Hanfwerg sollte **gegen Gicht und Rheuma** hilfreich sein, aber auch jungen Müttern gegen Milchstau helfen.
- In Oberschlesien und Böhmen galt Hanf als Mittel **gegen Fieber:** Man fertigte drei Kugeln aus Hanfkraut, zündete sie an und blies den Rauch zum Fenster hinaus. Danach sollte das Fieber vergangen sein. Gegen Krämpfe drehte man sich Bänder aus Hanfwerg um den Leib, die so lang nicht abgenommen werden durften, bis man sie verlor – das galt als Zeichen, dass die Kämpfe geheilt waren.
- **Gegen Brennen beim Wasserlassen** half ein Aufguss aus gestoßenem Hanfsamen und Süßholz zu gleichen Teilen, der mehrmals täglich getrunken werden sollte.
- **Gegen Rheumatismus, Gelb- und Wassersucht sowie gegen Harnbeschwerden** gab es folgenden Tee: 30 bis 60 Gramm Hanfsamen mit 1 Liter kochendem Wasser übergießen und das Ganze mindestens 10 Minuten ziehen lassen. Dieser Tee wurde über den Tag verteilt getrunken.
- Im *Wörterbuch der Brüder Grimm* ist dieser Hinweis zu finden: *„Wer alltäglich drei oder vier Hanfkörner nüchtern verschluckt, soll vor der Pest sicher und bewahrt sein.“*

Einiges davon ist sicher eher dem Aberglauben zuzuordnen. Aber so manches andere alte Heilmittel kann man heute wissenschaftlich nachvollziehen.

Cannabis-Medikamente in früherer Zeit

Der wohl bedeutendste Vorreiter für die moderne Verwendung von Hanfmedikamenten ist ein schottischer Arzt und Wissenschaftler: William B. O'Shaughnessy (1809–1890) beschäftigte sich bei seinen Aufenthalten in Indien eingehend mit den medizinischen Wirkungen von Hanfharz und veröffentlichte seine Erkenntnisse in einem viel beachteten Bericht. Der königliche Leibarzt, Sir John Russell Reynolds (1828–1896), beschrieb im Jahre 1890 seine jahrzehntelangen Erfahrungen mit den Worten: „*Wenn*

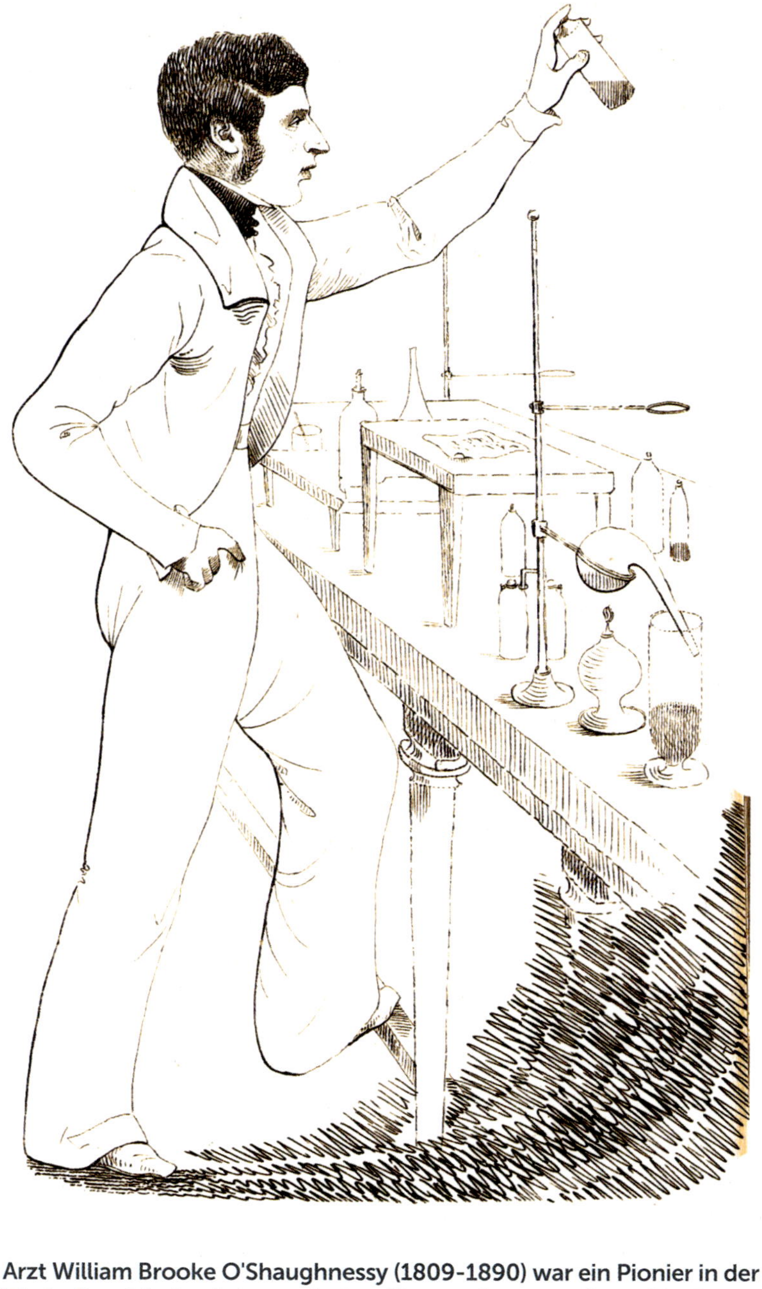

Der irische Arzt William Brooke O'Shaughnessy (1809-1890) war ein Pionier in der westlichen Medizin im Bereich der therapeutischen Verwendung von Cannabis. Er führte Studien mit Cannabis an Tieren und die ersten klinischen Studien mit Patienten durch.

es rein und sorgfältig gegeben wird, ist Indischer Hanf eines der wertvollsten Medikamente, die wir besitzen." Er hatte Königin Viktoria Cannabis gegen Menstruationsbeschwerden verordnet.

Alkoholische Tinkturen, die Cannabis enthielten, wurden in den 1840er Jahren erfolgreich bei Patienten mit Rheuma, Tetanus, Cholera und „kindlichen Krämpfen" eingesetzt. Cannabis wurde in Europa und in den Vereinigten Staaten schnell zu einem allseits anerkannten Heilmittel – verordnet bei neuralgischen Schmerzen, bei Ischialgie, gegen Appetitlosigkeit und Migräne, gegen Asthma und Schlaflosigkeit, ja sogar zur Behandlung von Opiumsucht.

In Frankreich galt Haschisch als Medikament für psychisch Kranke. In Deutschland wurde Cannabis gegen Tetanus eingesetzt, und 1889 veröffentlichte Dr. Bernhard Fronmüller seine Studien über *„die schlafmachende Wirkung der narkotischen Arzneimittel*". Er war u. a. königlich bayerischer Bezirksarzt und stellte bei seiner Arbeit fest, dass Cannabis in mehr als der Hälfte der dokumentierten 1000 Fälle gut wirksam gewesen sei. Er wies außerdem darauf hin, dass Hanf Schmerzen lindere, den Appetit anrege und Entzündungen hemme. Dies alles sind Erkenntnisse, die heute zum großen Teil wissenschaftlich erforscht und belegt sind.

Die Pharmaindustrie steigt ein

In den Vereinigten Staaten gab es Ende des 19. und Anfang des 20. Jahrhunderts eine ganze Reihe von Pharmaprodukten, die Cannabis enthielten. Besonders beliebt war eine Mischung mit Extrakten von Cannabis und Bilsenkraut: *Bromidia* wurde über Jahre hinweg als probates Schlafmittel eingenommen.

Der wichtigste Hersteller von pharmazeutischen Hanfprodukten in Europa war die Firma *Merck* in Darmstadt. Ihre Mittel wurden gegen Schlaflosigkeit, Schmerzen, Neuralgien, Rheuma, Depressionen und Psychosen gegeben. Auch in Großbritannien gab es zahlreiche pharmazeutische Präparate mit Cannabis. Die meisten dieser Medikamente wurden oral verabreicht, ein nicht geringer Teil auch äußerlich. Gegen Asthma gab es Cannabis-Zigaretten („Asthma-Zigaretten"), bei denen durch Inhalieren therapiert wurde.

In den ersten beiden Jahrzehnten des 20. Jahrhunderts gab es erste Bestrebungen, Cannabis als Rauschmittel zu diskreditieren.

Synthetische Medikamente wurden entwickelt und auf den Markt gebracht. Da es damals noch nicht möglich war, die Zusammensetzung und genaue Dosierung medizinischer Cannabis-Produkte stets auf demselben Level zu halten, war deren Wirkung nicht immer vorhersehbar – mit ein Grund dafür, dass Cannabis-Medikamente vom Markt verdrängt wurden.

Die medizinisch wirksamen Stoffe in Cannabis

Selbstverständlich enthält Hanf neben den üblichen Nährstoffen wie Kohlenhydrate, Fette und Proteine viele andere Inhaltstoffe. Etliche davon sind wissenschaftlich gut erforscht, und so weiß man, dass sie nicht nur unsere Gesundheit erhalten, sondern auch bei einer Vielzahl von Krankheiten und Beschwerden lindernd oder sogar heilend wirken können.

Einzigartig in der Pflanzenwelt: Phytocannabinoide

In ganz normalem Nutzhanf sind heute 85 Phytocannabinoide nachgewiesen worden, die es in dieser Form in keiner anderen Pflanze gibt. Einige Cannabinoide sind mittlerweile erforscht, ihre Wirkung auf den menschlichen Organismus ist nachgewiesen. Sie binden sich im Körper an bestimmte Rezeptoren. Diese fungieren wie ein Schloss, das mit einem Schlüssel – eben einem Cannabinoid – „aufgeschlossen" wird. Zu den wichtigsten Cannabinoiden und ihren Wirkungen gehören:

- **THC (Tetrahydrocannabinol)** wirkt im Körper über zwei Rezeptoren auf das zentrale und das periphere Nervensystem, führt zu Entspannung und Glücksgefühlen und lindert Schmerzen. Man weiß aber mittlerweile, dass THC neben seiner psychoaktiven Wirkung Lernprozesse im Gehirn steuert, Impulse und Emotionen reguliert sowie den Schlaf und den Appetit beeinflusst.
- **THCV (Tetrahydrocannabivarin)** hat ähnliche Wirkungen wie THC, wirkt also ebenfalls psychoaktiv. Es wurde erst 1973 entdeckt. Man vermutet, dass THCV wichtig ist für die Regulierung des Immunsystems und außerdem auf Entzündungen und Entzündungsschmerzen positiv einwirkt.
- **CBD (Cannabidiol)** ist bereits relativ ausführlich erforscht, es gilt als „Vermittler" der psychoaktiven Effekte von THC, wirkt

aber selbst *nicht* psychoaktiv. Wissenschaftliche Forschungen haben ergeben, dass CBD eine beruhigende Wirkung hat, und zwar sowohl auf den Körper als auch auf den Geist. Derzeit sind Produkte mit CBD frei im Handel erhältlich. Sie gelten als Nahrungsergänzungsmittel und sollen vor verschiedenen Krankheiten schützen oder Beschwerden lindern. Außerdem wirkt Cannabidiol antidepressiv und angstlösend. In Studien wurde mittlerweile nachgewiesen, dass CBD das Wachstum von Krebszellen hemmt.

- **CBDV (Cannabidivarin)** ist nicht psychoaktiv und wirkt ebenso wie CBD krampflösend, ja sogar antiepileptisch. Es wurde erst vor wenigen Jahren entdeckt, ist eng verwandt mit CBD und soll, das zeigen neueste Studien, relativ gute medizinische Resultate erzielen, auch als Appetitzügler, allerdings ohne die bei diesen Mitteln üblichen negativen Begleiterscheinungen.
- **CBG (Cannabigerol)** – ebenfalls nicht psychoaktiv – ist in Cannabis in einer bestimmten Gruppe innerhalb der Cannabinoide enthalten. Diese sind noch nicht grundlegend erforscht; in den bisher durchgeführten Studien wurden positive Wirkungen bei Glaukom (grünem Star) festgestellt, außerdem eine beruhigende Wirkung bei Übelkeit und Erbrechen (in Tierstudien, die nicht unbedingt auf den Menschen übertragbar sind). Allerdings konnte man bereits nachweisen, dass CBG Schmerz lindert und antibakteriell wirkt, Symptome der Schuppenflechte vermindert und das Wachstum von Krebszellen verlangsamt.

Sekundäre Pflanzenstoffe

Man weiß erst seit wenigen Jahrzehnten, dass sekundäre Pflanzenstoffe, sogenannte SPS, für den menschlichen Organismus ausgesprochen wichtig sind. Was man früher in der Naturheilkunde eher instinktiv oder aus Traditionen heraus anwandte und was „weise Frauen“ oder Kräuterhexen schon von jeher wussten, wird nun nach und nach wissenschaftlich nachgewiesen. Die Forschung steht hier noch am Anfang. Heute sind etwa 30.000 Verbindungen bekannt, die chemisch sehr unterschiedlich aufgebaut sind. Man weiß jedoch bereits sicher, dass viele sekundäre Pflanzenstoffe den Körper vor Schadstoffen schützen, die Krebs auslösen können.

SPS verbessern sozusagen die Zellkommunikation und sorgen auf diese Weise dafür, dass entartete Zellen vom Körper schneller erkannt und unter Umständen eliminiert werden. Sekundäre Pflanzenstoffe sind aber auch bei ganz grundlegenden Körpervorgängen wichtig. Sie schützen vor Infektionen, verbessern das Immunsystem, fördern den Stoffwechsel und verhindern beispielsweise, dass sich Blutgerinnsel in den Adern bilden. Die bekanntesten und bis jetzt am besten erforschten sekundären Pflanzenstoffe sind die Carotinoide und die Flavonoide.

Hanf enthält neben Carotinoiden auch Phytosterine, wie Forschungen der Martin-Luther-Universität Halle-Wittenberg bereits im Jahre 2000 ergaben. Beides sind sekundäre Pflanzenstoffe, die das Immunsystem stärken und krebsvorbeugend wirken. Folgende SPS sind in Hanf zu finden:

- **Carotinoide** sind Pflanzenfarbstoffe, die das Immunsystem stärken und außerdem gegen Krebs vorbeugen sollen.
- **Flavonoide** sind ebenfalls Farbstoffe, die als Antioxidans agieren und gefäßschützende Eigenschaften haben, außerdem wirken sie antiallergisch, antiviral und antimikrobiell.
- **Lignane** wirken nicht nur sedativ und damit schlaffördernd, sondern auch vorbeugend gegen Herz-Kreislauf-Erkran-

Und was sind sekundäre Pflanzenstoffe?

Info

Pflanzen haben einen Primär- und einen Sekundärstoffwechsel. Zum Primärstoffwechsel gehören all jene Vorgänge, die für das Überleben der Pflanzenzellen unabdingbar sind; zum sekundären zählt man jene Vorgänge, deren Produkte zwar entbehrlich, für den Pflanzenorganismus selbst als Ganzes aber nützlich sind.

SPS dienen den Pflanzen beispielsweise als Abwehrstoffe gegen Schädlinge, als Wachstumsregulatoren, auch als Farbstoffe, die dafür sorgen, dass Pflanzen und Insekten miteinander „kommunizieren". Sekundäre Pflanzenstoffe sind für das Funktionieren unseres Körpers zwar nicht essenziell, ergänzen aber andere, lebenswichtige Vitalstoffe in deren Wirkung. Außerdem unterstützen viele SPS unseren Organismus bei unzähligen Vorgängen und fördern so unsere Gesundheit.

kungen und chronische Krankheiten.

- **Phytosterole** sind chemisch unserem körpereigenen Cholesterin sehr ähnlich. In unserem Organismus zeigen sie eine cholesterinsenkende Wirkung.

Terpene und Terpenoide

Terpene und Terpenoide sind Hauptbestandteile in ätherischen Ölen, die es in allen Pflanzenfamilien gibt. In der Natur kommen mehr als 8000 Terpene und etwa 30.000 Terpenoide vor. Sie sind in ihrer biologischen Wirkungsweise noch wenig erforscht. Beim Hanf liegen sie zu bis zu einem Fünftel im Harz der Drüsen vor, das ebenso THC und andere Cannabinoide enthält.

Da wir Terpene und Terpenoide riechen und schmecken können, beeinflussen sie unser Befinden: Wie bei der Aromatherapie – wo man die seelische und geistige Verfassung mit verschiedenen Düften positiv beeinflusst – wirken solche Stoffe in Cannabis wohl entsprechend. In Hanf enthalten sind (aufgeführt nach der jeweiligen Menge der enthaltenen Terpene):

- **Myrcen** macht den größten Anteil (bis zu 60 Prozent) der ätherischen Öle in Hanf aus. Es wirkt schmerzstillend, entzündungshemmend und antibiotisch. Man vermutet, dass es die psychoaktiven Eigenschaften von THC verstärkt.
- **Limonen** ist das in Pflanzen am häufigsten vorkommende Terpen. Es wirkt antibakteriell, pilzabtötend und krebshemmend.
- **Caryophyllen** ist in vielen ätherischen Pflanzenölen enthalten, ganz besonders in Gewürznelken (deren botanischer Name *Caryophylli flos* dem Terpen den Namen gab). Es soll die entzündungshemmende Wirkung von Cannabis verstärken.
- **Pinene** duften sehr intensiv, etwa in Kiefern, Rosmarin und Eukalyptus. Dieses Terpen ist nicht nur schleimlösend und erleichtert die Atmung (und beim Cannabis-Genuss die Aufnahme des Rauchs in die Lunge), sondern verbessert auch die Gedächtnisfunktion.
- **Borneole** riechen etwa wie Kampfer und haben eine ähnliche stresslösende und beruhigende Wirkung.
- **Linalol** kommt neben Cannabis in Minze, Lorbeer und Birke sowie in einigen Zitruspflanzen vor. Es reduziert Angstgefühle und beruhigt.

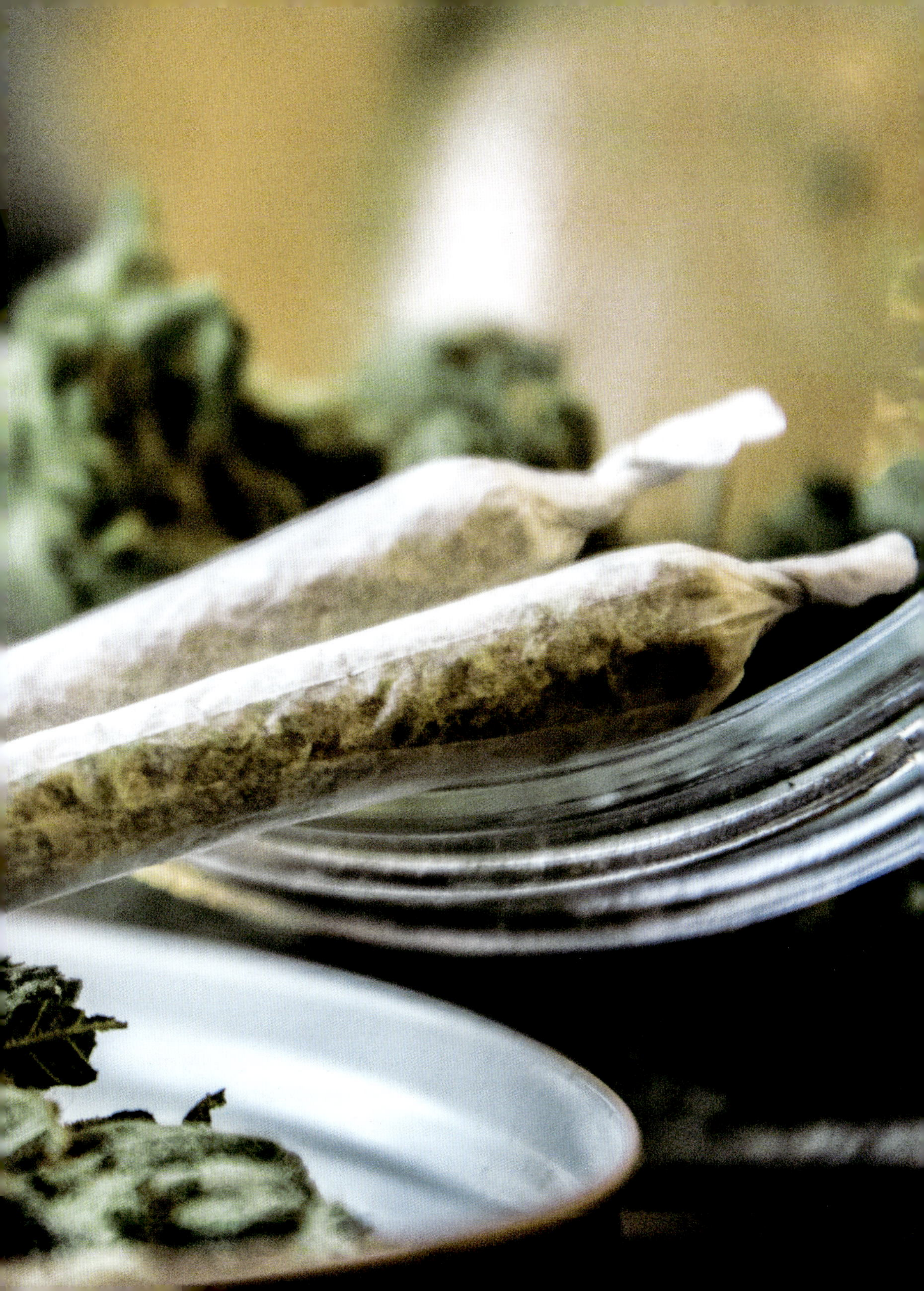

Medizinischen Hanf einnehmen

Beim Freizeitkonsum wird Cannabis (oder Haschisch) üblicherweise geraucht oder aber oral eingenommen, etwa in Schokolade, Keksen oder anderen Backwaren. Manchmal wird es auch als Tee zubereitet und anschließend getrunken (siehe Seite 105 f.). Auch medizinisches Cannabis kann man selbstverständlich rauchen, allerdings empfiehlt sich das nicht für jeden Patienten, vor allem Nichtraucher werden eine andere Methode der Medikation bevorzugen. Es gibt andere und einfachere Wege, Cannabis zu sich zu nehmen, vor allem erzielt man damit oft besseren Erfolg und nimmt weniger Schadstoffe zu sich.

Wer Cannabis-Medikamente einnimmt – also etwa das Mundspray *Sativex*, *Dronabinol*-Kapseln oder -Tropfen, ein Granulat aus Cannabis-Blüten –, hält sich einfach an die Einnahmevorschriften auf der Packung. Wer jedoch getrocknete Cannabis-Blüten für seine Therapie verwendet, kann die nötige Dosis auf unterschiedliche Weise zu sich nehmen:

Verdampfen und inhalieren

Wirkungsvoller als medizinisches Cannabis zu rauchen ist es, es zu inhalieren. Das macht man mit einem Verdampfer (*Vaporizer*). Es gibt sie als Tisch- oder als tragbares kleineres Handset. Beim Kauf sollte man darauf achten, dass das Gerät Temperaturen von 180 °C bis 220 °C erreicht – nur dann lösen sich die in den Blüten enthaltenen Cannabinoide, sie verbrennen dabei aber nicht (und bilden daher keine schädlichen Nebenprodukte wie beim Rauchen).

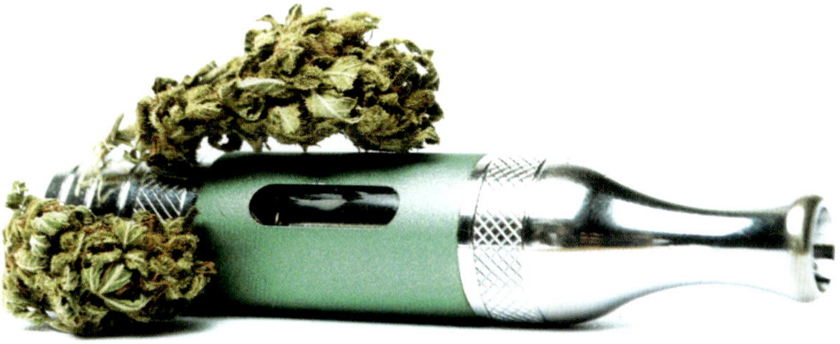

Die Cannabinoide wirken schneller, wenn der Hanf verdampft wird. Hier empfiehlt sich (auch für Nichtraucher) das Inhalieren mit dem *Vaporizer*.

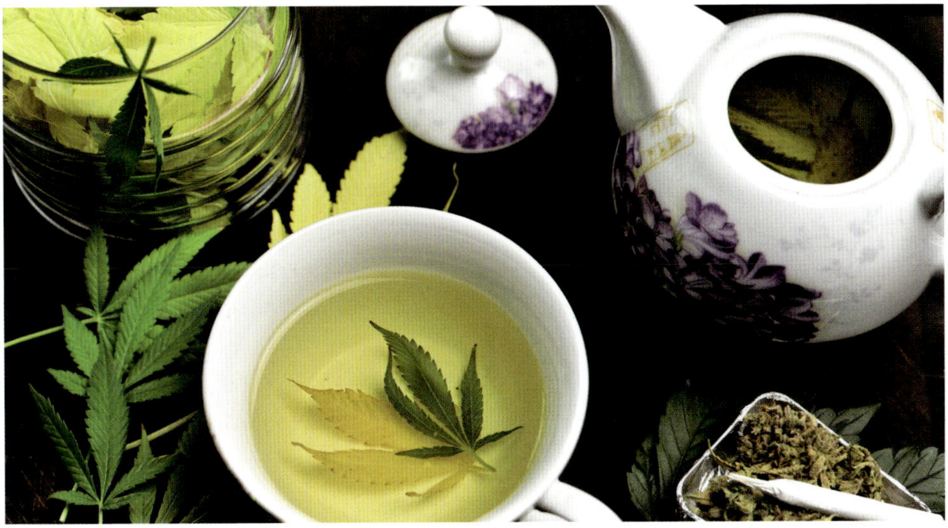

Cannabis-Tee sollte mindestens eine Viertelstunde kochen und möglichst heiß getrunken werden. Wer lauwarmen Tee bevorzugt, gibt Sahne (oder Ghee) dazu, das erleichtert die THC-Aufnahme.

Der weitere Vorteil ist, dass die Wirkstoffe im medizinischen Hanf beim Verdampfen schneller wirken als über eine orale Aufnahme – für Schmerzpatienten ein wichtiges Kriterium! Etwa 95 Prozent der Wirkstoffe THC und CBD werden aufgenommen. Das heißt auch, dass man geringere Mengen braucht als bei der oralen Aufnahme, um denselben gesundheitlichen Nutzen zu erzielen.

Orale Einnahme: Essen oder trinken?

Wenn Cannabis Speisen zugefügt und auf diesem Weg aufgenommen wird, entfaltet sich seine Wirkung besonders lang anhaltend. Für chronische Erkrankungen, bei denen man noch andere Medikamente zu sich nehmen muss, ist diese Methode daher beinahe optimal. Ein Nachteil ist, dass man die Dosis nicht genau bestimmen kann und dass die Wirkung erst etwa ½ Stunde bis 1½ Stunden später einsetzt. Bei Schmerzpatienten, die rasch Erleichterung suchen, ist diese Weg also weniger geeignet.

Man kann Cannabis als Tee zubereiten. Um alle Wirkstoffe aus den Blüten zu lösen, muss man sie allerdings mindestens 15 Minuten köcheln lassen. Der Tee sollte möglichst heiß getrunken werden.

Lässt man den Tee abkühlen, empfiehlt es sich, Sahne hinzuzugeben. Dadurch wird das THC gebunden und gelangt so besser in den Körper.

Ebenfalls oral nimmt man Cannabis-Öl ein: Es lässt sich sehr genau dosieren, die Wirkung ist nach 15 Minuten bereits spürbar und hält einige Stunden an. Cannabis- oder Haschisch-Öl gibt es in unterschiedlichen Konzentrationen. Es unterliegt dem Betäubungsmittelgesetz, selbst in den Niederlanden darf es nicht legal verkauft werden. Man kann es – allerdings ist das gesetzlich untersagt – auch selbst herstellen.

Nebenwirkungen bei Cannabis-Konsum

Zwar hilft Cannabis bei vielen Krankheiten und Beschwerden (dazu mehr im Kapitel „Beschwerden lindern und Krankheiten heilen – mit Hanf", Seite 108 ff.), doch man darf nicht vergessen, dass alle medizinischen Wirkstoffe – auch natürliche – genauso wie pharmazeutisch hergestellte Medikamente Nebenwirkungen haben. Wenn man regelmäßig, in größeren Mengen und über einen langen Zeitraum Cannabis konsumiert, kann dies Konzentrations- und Lernfähigkeit beeinträchtigen.

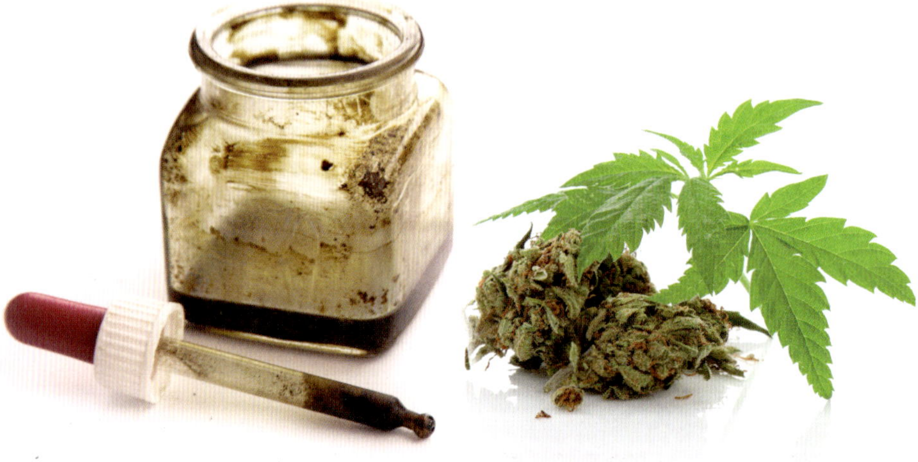

Cannabis- oder Haschisch-Öl, das es mit unterschiedlichen THC-Konzentrationen gibt, nimmt man oral ein. Es lässt sich sehr genau dosieren, seine Wirkung ist bereits nach 15 Minuten spürbar und hält für Stunden an.

Beim Genuss einer höheren Dosis THC kann es als erste Nebenwirkung zu Schwindel, Müdigkeit, Übelkeit, erhöhtem Puls oder Herzrhythmusstörungen kommen. Der Blutdruck kann sinken, der Mund trocken werden und Kopfschmerzen sowie gerötete Augen können auftreten. Das Inhalieren des Rauchs führt möglicherweise zu Atemproblemen.

Unbestritten ist – und davor warnt auch der deutsche Hanfverband –, dass das Rauchen von Cannabis über einen langen Zeitraum hinweg zu einer Schädigung der Lunge führen kann. Der Grund dafür liegt auf der Hand, wenn beim Rauchen nicht nur Cannabis, sondern auch normaler Tabak im Spiel ist. Neuere Studien haben festgestellt, dass der regelmäßige, andauernde Konsum von Cannabis oder Haschisch in jungen Jahren zu Beeinträchtigungen bei der körperlichen und geistigen Entwicklung führen kann.

Gravierende Schädigungen, wie sie etwa bei langjährigem Alkoholmissbrauch zu erwarten sind, wurden beim Konsum von Cannabis (ob zur Therapie oder zum Genuss) bisher nicht festgestellt. Cannabis ist außerdem keine, wie man oft fälschlich hört, sogenannte Einstiegsdroge. Allerdings führt der dauerhafte Konsum zu einer gewissen psychischen Abhängigkeit. Sie behindert die Entschlussfähigkeit und führt langfristig zum sozialen Rückzug – und damit in die Isolation.

Nebenwirkungen bei medizinischem Cannabis

Info

Patienten berichten, dass sie am Anfang einer Therapie mit medizinischem Cannabis (beispielsweise mit *Sativex*-Mundspray) feststellten, dass sie schneller müde wurden, unter Schwindelgefühlen und Mundtrockenheit litten und auch psychische Auswirkungen nicht ausblieben. Es wurde allerdings auch festgestellt, dass diese Nebenwirkungen nach einer kurzen Zeit der Gewöhnung an medizinisches Cannabis verschwanden.

Wer aus therapeutischen Gründen Cannabis verschrieben bekommt, leidet meist unter einer Krankheit, bei der normale pharmazeutische Medikamente ebenfalls Nebenwirkungen zeigen, meist sogar ungleich unangenehmere. Es ist also eine Frage der Abwägung der Argumente, die man am besten gemeinsam mit dem behandelnden Arzt bespricht.

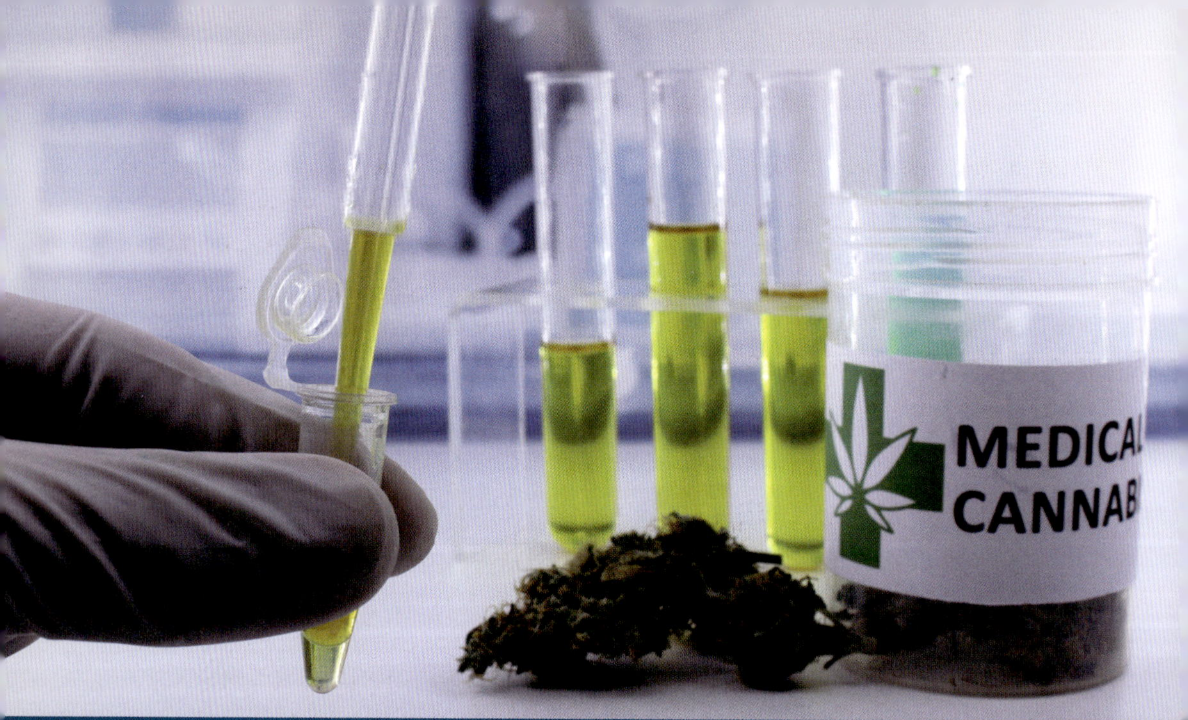

Beschwerden lindern und Krankheiten heilen – mit Hanf

Zur „Hebung des allgemeinen Befindens" nahm der britische Schriftsteller Lewis Carroll, der die wunderschöne Geschichte *Alice im Wunderland* erfunden hat, über mehr als vier Jahrzehnte dreimal täglich einen Löffel von seinem *Indian Soothing Syrup* ein – was nichts anderes war als eine Cannabis-Tinktur, die mit Honig und Kräutern angereichert war.

Was in früheren Zeiten nur in den Schriften einzelner Ärzte und Krankenhäuser aufgezeichnet wurde, ist heute durch Studien eindeutig nachweisbar: Es gibt zahlreiche Krankheiten, bei denen Cannabis (genauer gesagt: der Wirkstoff THC und andere Cannabinoide) eindeutigen therapeutischen Nutzen haben – von der Linderung bis zur Heilung. 1964 wurde THC, der Hauptwirkstoff von Cannabis, zum ersten

Mal isoliert und seit Anfang der 1980er-Jahre wird er synthetisch hergestellt, womit sich weitergehende Möglichkeiten in der Cannabis-Therapie ergeben. Hanfmedikamente mit (teil-)synthetischem THC sind *Dronabinol* (teilsynthetisch, im Handel auf Rezept erhältlich) und *Nabilon* (vollsynthetisch). *Nabilon* allerdings ist bei uns nicht mehr als Fertigarzneimittel erhältlich, wohl aber in den Vereinigten Staaten und Kanada.

Info

Cannabis als Medizin – Seit 1996 wieder zugelassen

Im Jahr 1996 hat der „Sachverständigenausschuss für Betäubungsmittel" der damaligen Bundesregierung empfohlen, Cannabis als Medizin wieder zuzulassen. Das bedeutet, dass Ärzte es ihren Patienten verschreiben konnten, allerdings nur bei bestimmten Krankheiten (beispielsweise bei multipler Sklerose), für bestimmte festgelegte Anwendungen und nach kompliziertem Genehmigungsverfahren für den Patienten. Die Medikamente mussten zudem importiert werden, denn es gab (und gibt) derzeit keine Produktionsstätte in Deutschland. Das wird sich allerdings mit dem im März 2017 in Kraft getretenen Gesetz ändern (siehe Seite 132 ff.).

Zunächst beschränkte sich die Zulassung auf synthetisch hergestelltes THC, mittlerweile dürfen auch Cannabis-Blüten (also natürliches THC) vom Arzt verordnet werden. Diese sind – und das ist durchaus von Bedeutung, weil die Krankenkassen die Kosten übernehmen sollen – erheblich billiger als synthetisch hergestellte Cannabis-Medikamente.

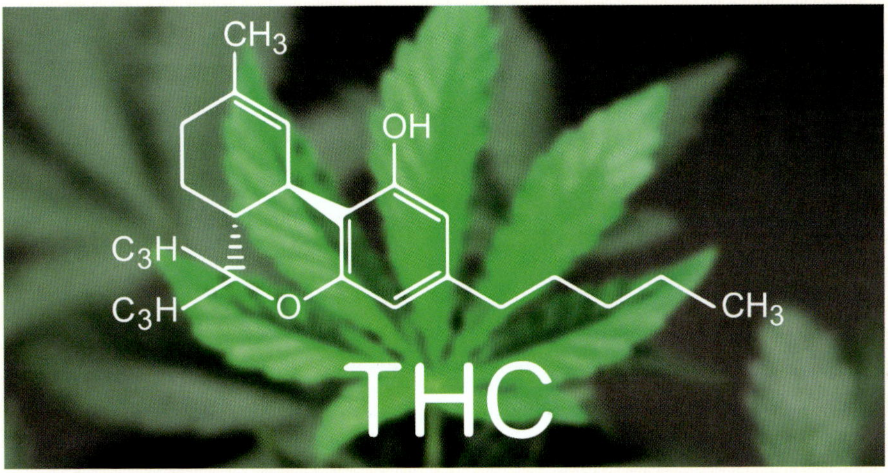

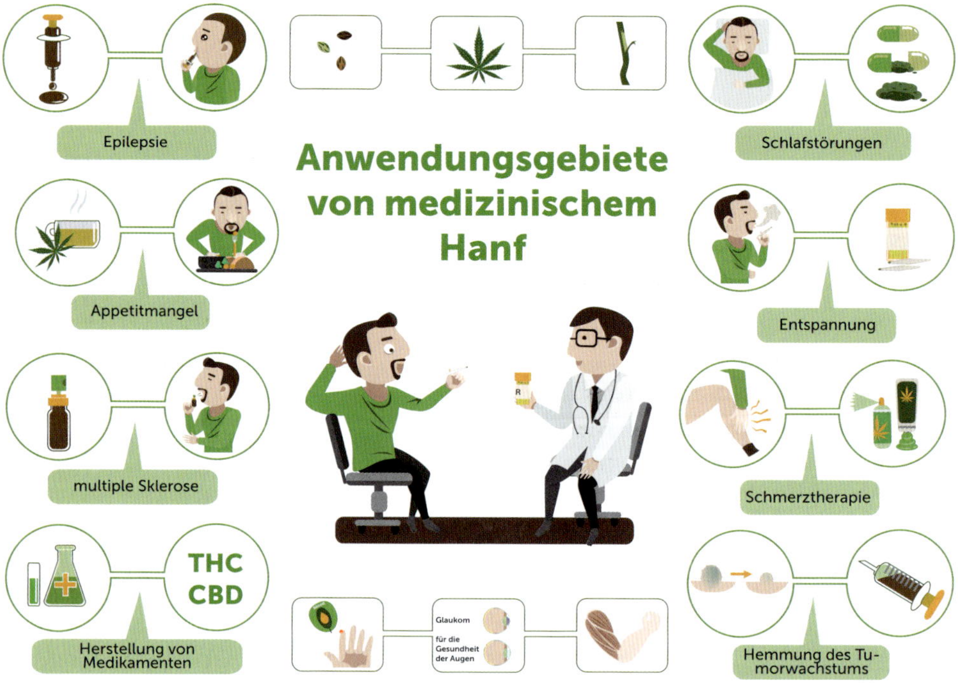

Cannabis hat nachgewiesenermaßen eine ganze Reihe an heilenden und lindernden Wirkungen, was unsere Gesundheit anbelangt.

Cannabis als Therapie …

Es gibt viele Krankheiten und Beschwerden, bei denen Cannabis Erleichterung bringt. In einer groß angelegten Studie wurde an verschiedenen Kliniken in Deutschland, den Niederlanden, Österreich und der Schweiz untersucht, inwieweit Therapien mit synthetischem und natürlichem THC unterschiedlich verlaufen. Forschungsergebnisse aus den USA weisen darauf hin, dass bei vielen Patienten die Wirkstoffe von natürlichem Hanf bessere Ergebnisse erzielen.

Nur etwa die Hälfte der Patienten hat Vorteile von der Einnahme synthetischer Medikamente – das gilt für alle medizinisch-pharmazeutischen Bereiche, nicht nur für Cannabis. Links zu den entsprechenden Studien finden Sie im Anhang (siehe unter „Links zu Studien zum Thema ‚Hanf als Medikament'", unter „Wichtige Adressen und Websites zum Thema ‚Hanf'“, Seite 147 ff.).

... bei chronischen Schmerzen

Als „chronisch“ gelten Schmerzen, wenn sie länger als 6 Monate andauern. Oft sind sie Ausdruck einer Krankheit, wie das beispielsweise bei Rheuma, Arthritis, *Morbus Bechterew*, *multipler Sklerose*, Krebs im fortgeschrittenen Stadium oder *Fibromyalgie* der Fall ist. Selbst scheinbar banale Kopfschmerzen sind, wenn sie chronisch werden, eine große Belastung für den Menschen. Dasselbe gilt auch für Migräne.

In Deutschland gibt es 5 bis 7 Millionen Schmerzpatienten; und davon leiden – so der Cannabis-Experte Dr. Franjo Grotenhermen – bis zu 10 Prozent unter problematischen, weil schwer behandelbaren Schmerzen.

Auch nach Verletzungen oder Infektionen können Schmerzen über einen längeren Zeitraum hinweg bestehen bleiben. Schmerz kann eher leicht oder quälend sein, ununterbrochen oder mit Pausen auftreten. Normalerweise hat jedoch lang anhaltender oder immer wieder auftretender Schmerz auf den Patienten eine emotional negative Auswirkung.

Pharmazeutische Medikamente können Schmerzen nicht immer lindern, haben jedoch – auch bei Erfolg – allzu oft deutliche, unerwünschte Nebenwirkungen. In zahlreichen Studien wurde nachgewiesen, dass Cannabis gerade bei chronischen Schmerzen sehr wirksam ist. Auch Schmerzen, die eine neuropathische Ursache haben, die also auf einer Schädigung von Nerven basieren, werden durch Cannabis gemildert.

In der Ware-Studie, die 2015 vom kanadischen Arzt Dr. Mark Ware veröffentlicht wurde, ist zum ersten Mal in größerem Umfang die Wirkung von Cannabis bei Patienten mit chronischen Schmerzen untersucht worden. An dieser Studie nahmen 7 klinische Zentren in ganz Kanada teil, die sich speziell mit Schmerztherapie befassten. Die Patienten bekamen täglich durchschnittlich 2,5 Gramm Cannabis (mit 12,5 Prozent des Wirkstoffs THC), die sie rauchten, verdampften (also: inhalierten) oder oral einnahmen. Ständige Kontrollen über 1 Jahr hinweg zeigten, dass es keine gravierenden Nebenwirkungen durch den Gebrauch von Cannabis gab.

Gleichzeitig jedoch hatten die Probanden wesentlich weniger Schmerzen als die Kontrollgruppe, allgemein waren die Schmerzsymptome gemildert und Lebensqualität sowie Stimmung deutlich verbessert.

Schädliche Nebenwirkungen wie eine Veränderung der Blutwerte stellten sich nicht ein. Kleinere Unannehmlichkeiten wie Kopfschmerzen, Übelkeit, Schwindelgefühl, Schläfrigkeit und – bei jenen Patienten, die das THC übers Rauchen aufgenommen hatten – Erkrankungen der Atemwege verschwanden nach kurzer Zeit bzw. die Patienten gewöhnten sich daran und hielten sie für nicht gravierend.

Info

Cannabis: Das optimale Analgetikum!

Bis zum Cannabis-Verbot im Jahr 1937 enthielten fast alle Schmerzmittel in den USA – Senfpflaster, Muskelsalben, Hühneraugenpflaster oder Rheumapackungen – als schmerzstillendes Mittel (Analgetikum) vor allem einen Stoff: Cannabis.

In Südamerika war es bis in die 1960er-Jahre hinein üblich, Rheumaanfälle mit Hanfblättern oder -blütenspitzen zu behandeln, die man vorher in Wasser oder Alkohol erhitzte und dann auf die schmerzenden Stellen legte.

... bei Krebserkrankungen

Hier geht es um eine ganze Gruppe von Erkrankungen, deren Hauptmerkmal ein ungeregeltes und unter Umständen sehr schnelles Wachstum von Körperzellen ist. Die Krebszellen dringen in das umgebende gesunde Körpergewebe ein und zerstören es. Krebs kann sich von einem Teil des Körpers über den gesamten Organismus ausbreiten. Krebserkrankungen, die lokal begrenzt sind, lassen sich aber leichter eindämmen und heilen. Derzeit sind beim Menschen mehr als 200 unterschiedliche Arten von Krebserkrankungen bekannt. Die Symptome sind unterschiedlich.

Es gibt zahlreiche Studien (siehe unter „Links zu Studien zum Thema ‚Hanf als Medikament'", unter „Wichtige Adressen und Websites zum Thema ‚Hanf'", Seite 147 ff.), die belegen, dass eine Therapie mit Cannabis-Produkten Erfolg hat. Bei etlichen Krebsarten (Gehirn, Brust, Lunge, Prostata, Blut, Mund, Leber) konnte das Wachstum der Krebszellen eingedämmt und die Größe von Tumoren reduziert werden. Auch während der Chemotherapie (siehe Seiten 120 und 136) kann man mit der Gabe von Cannabis-Medikamenten positive Effekte erzielen.

... bei neurologischen Erkrankungen

Cannabis wirkt besonders muskelentspannend und entkrampfend. Deshalb ist es gut zur Behandlung von Krankheiten geeignet, die mit Muskelkrämpfen oder einem erhöhten Muskeltonus einhergehen. Das ist beispielsweise bei **Querschnittslähmungen** und ***multipler Sklerose*** der Fall. Dabei sind die schmerzlindernden Eigenschaften der Cannabinoide von Vorteil, bei multipler Sklerose sinkt bei einigen Patienten die Zahl der „Schübe“ deutlich.

Auch bei **Epilepsie** gibt es mit der Cannabis-Therapie positive Wirkungen, vor allem vermindern sich die nach einem epileptischen Anfall auftretenden mentalen Traumata. Studien zum Thema zeigen das deutlich (siehe unter „Links zu Studien zum Thema ‚Hanf als Medikament‘“, unter „Wichtige Adressen und Websites zum Thema ‚Hanf‘“, Seite 147 ff.).

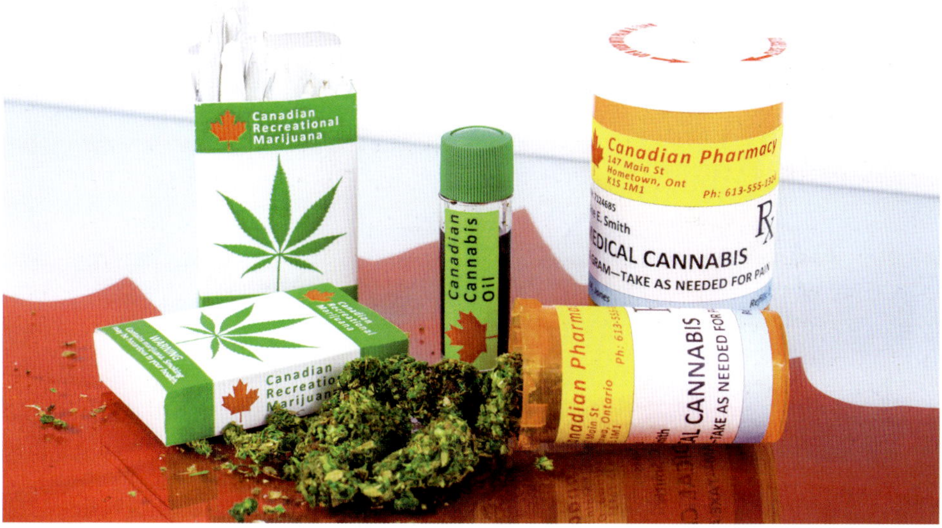

THC und andere Cannabinoide – die Wirkstoffe von Cannabis – haben lindernde und sogar heilende Wirkung. Der Hauptwirkstoff THC wird seit Anfang der 1980er-Jahre synthetisch hergestellt, somit gibt es heute eine Vielzahl von (teil-)synthetischen Medikamenten neben natürlichem Cannabis.

In Zusammenhang mit **Parkinson oder *multipler Sklerose*** kommt es oft zu Blasenfunktionsstörungen. Studien zeigen, dass die Symptome von Inkontinenz, Schmerzen und Spastik sich durch eine Therapie mit Cannabis eindeutig verbessern.

Cannabinoide hemmen – das ist nachgewiesen – in der **akuten Phase eines Schlaganfalls, eines Hirnschlages oder einer anderen dramatischen Schädigung des Gehirns** jene Prozesse, die Nervenzellen zerstören. Bei einem Schlaganfall ist der wichtigste Faktor die Zeit, dass der Patient nach dem Vorfall also schnellstmöglich behandelt wird. Da Cannabinoide sehr starke Antioxidantien sind, die unsere Zellstruktur vor freien Radikalen schützen können, ist die zusätzliche Gabe von diesen Cannabis-Wirkstoffen eine gute Möglichkeit, Schäden an den Zellen deutlich geringer zu halten (Studie Hampson 2001).

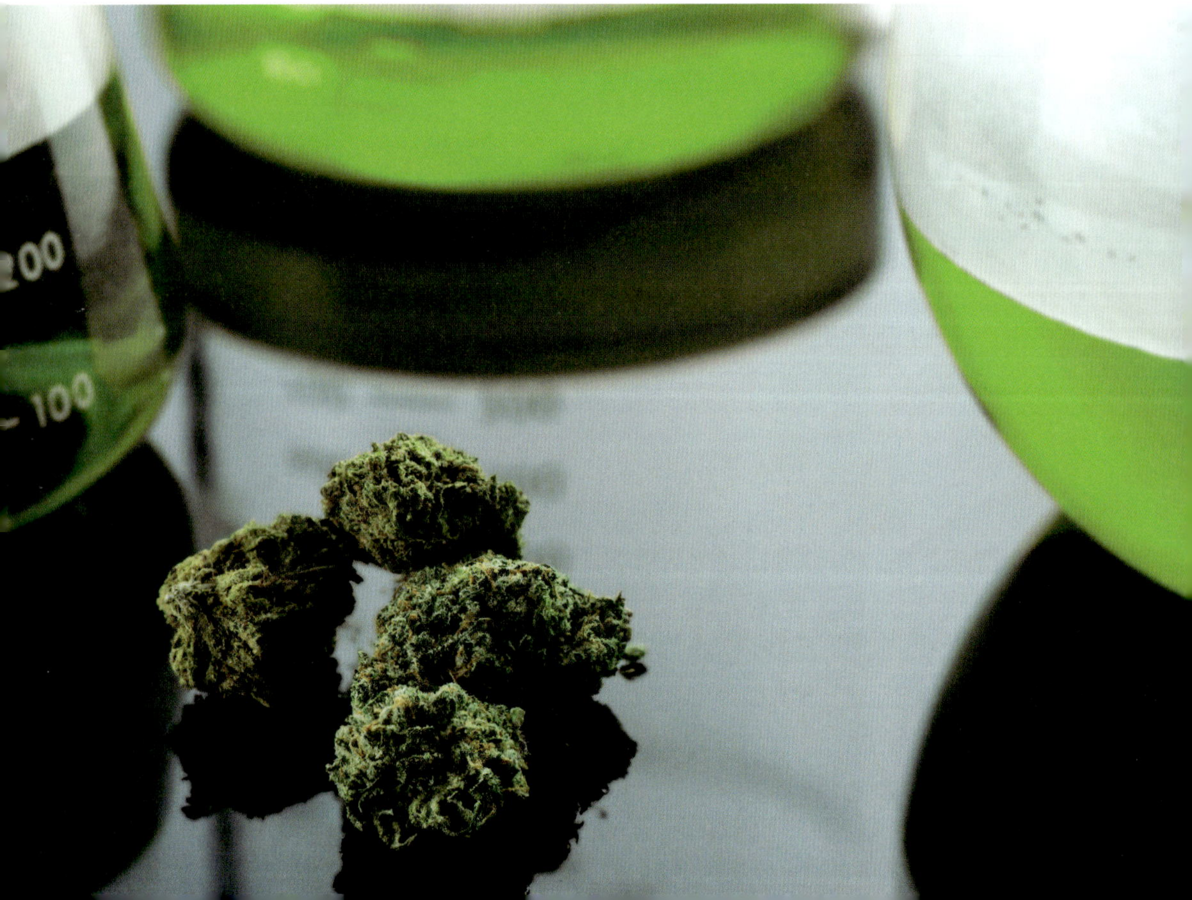

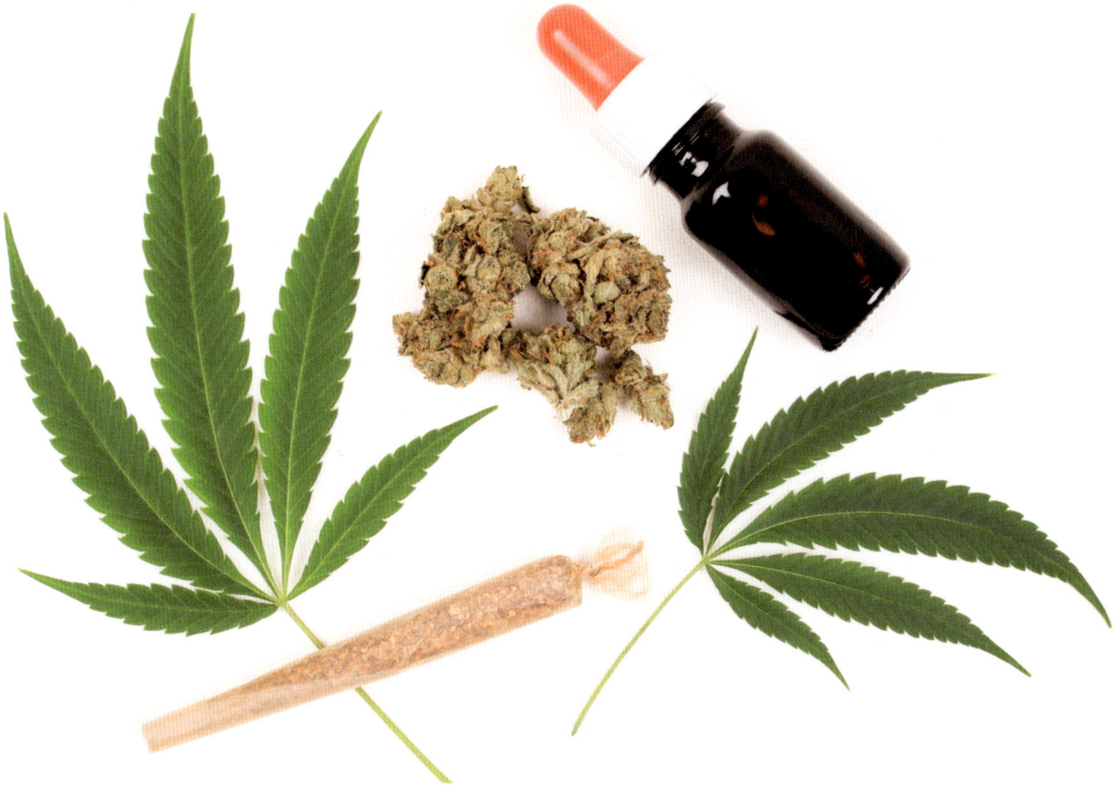

Hyperkinetische Bildungsstörungen sind unwillkürliche Bewegungen, die der Patient ausführt, ohne sie beeinflussen zu können. Dazu gehören beispielsweise sogenannte Tics (etwa beim Tourette-Syndrom), Muskelzittern oder Dystonie. Hier können die Wirkstoffe von Cannabis ebenfalls hilfreich sein.

Das Cannabis-Medikament *Sativex* wurde in einer großen Studie (Studie Novotna et al. 2011) bei Patienten mit *multipler Sklerose* überprüft. Dabei stellte sich heraus, dass vor allem die Spastik im Vergleich zur Kontrollgruppe wesentlich verbessert war. Auch die Muskelsteifheit verbessert sich mit der Einnahme von Cannabis-Extrakt entscheidend (Studie Zajicek et al. 2012). Es gibt derzeit noch keine Studie, die feststellt, ob Cannabis auch bei einem essenziellen Tremor hilfreich sein kann.

… bei neuropsychiatrischen Erkrankungen

Erkrankungen dieser Gruppe sind relativ häufig. Sehr bekannt ist die **Aufmerksamkeitsdefizit-/Hyperaktivitätsstörung (ADHS)** oder die

Aufmerksamkeitsdefizitstörung (ADS). Diese Erkrankungen werden derzeit bei etwa 5 Prozent der Kinder beobachtet, sie kann bis zum Erwachsenenalter fortbestehen. Patienten mit ADHS fällt es schwer, sich still zu verhalten, planvoll zu handeln und begonnene Aufgaben zu Ende zu bringen. Die Hyperaktivität lässt mit den Jahren nach, es gibt jedoch durchaus Erwachsene, die es weiterhin nicht schaffen, sich zu konzentrieren und einer Sache aufmerksam zu folgen. Auch hier kann Cannabis helfen.

Zwangsgedanken und -handlungen, sogenannte **Obsessionen**, kommen bei vielen Menschen vor. Je stärker sie ausgeprägt sind, umso belastender und anstrengender sind sie für den Patienten. Obsessionen sind beispielsweise eine panische Angst vor Bakterien und Krankheiten oder Zwänge (beispielsweise dauerndes Händewaschen, das exakte Sortieren von Gegenständen auf einem Schreibtisch, die ständige Kontrolle, ob ein Fenster geschlossen oder der Herd abgeschaltet ist). Studien zeigen, dass Cannabis bei Obsessionen durchaus hilfreich ist, weil es den Patienten entspannt.

… bei psychischen Erkrankungen oder Störungen

Gerade bei psychischen Erkrankungen muss der behandelnde Arzt den Einsatz von Cannabis-Medikamenten mit Bedacht planen. Denn neben positiven Emotionen – etwa bei **Depressionen**, die durch eine Krebserkrankung oder andere schwere Leiden hervorgerufen werden – kann es (vor allem bei einer Selbstmedikation!) zu unangenehmen Erfahrungen kommen. Hier sollte man sich auf jeden Fall von einem erfahrenen Arzt begleiten lassen und vor allem mit niedriger Dosierung beginnen.

Prinzipiell haben mehrere Studien gezeigt, dass die Wirkstoffe von Cannabis stimmungsaufhellend sind und gerade bei schweren Krankheiten für einen leichteren Verlauf sorgen können. Eine antidepressive Wirkung kann sich bereits bei sehr niedrigen Dosierungen einstellen, ohne dass es zu auffallenden psychischen Veränderungen kommt.

Auch bei **endogenen Depressionen**, vor allem bei den begleitenden Symptomen wie Traurigkeit, Appetitverlust, Lethargie, Müdigkeit, Schlaflosigkeit oder Schuldgefühlen können Cannabis-Produkte hilfreich sein. Das berichten zumindest einzelne Patienten. Eine umfassende Studie dazu liegt noch nicht vor.

Alzheimer ist die wohl häufigste Ursache von Demenz und auf eine physische Erkrankung des Gehirns zurückzuführen. Die Erkrankung ist derzeit noch nicht heilbar, man kann das Fortschreiten jedoch verlangsamen. Neben dem Gedächtnisverlust sind große Stimmungsschwankungen und das Abgleiten in Isolation entscheidende Symptome. Studien haben gezeigt, dass Cannabinoide bestimmte Prozesse im Gehirn verhindern, die ursächlich für die Erkrankung sind. Auch Verhaltensweisen, etwa das Verwirrtsein des Patienten, besserten sich.

Angststörungen und **posttraumatische Belastungsstörung** (PTBS) werden oft dadurch ausgelöst, dass der Patient Opfer oder Zeuge einer Katastrophe wurde oder eine persönliche erschütternde Erfahrung gemacht hat. Wenn Menschen über einen langen Zeitraum hinweg unter solchen Störungen leiden, ergeben sich daraus viele andere Probleme. Man muss wissen, dass auch in einem akuten Cannabis-Rausch Angstzustände und Panikattacken vorkommen können. Das spricht jedoch nicht dagegen, dass eine ausgewogene Dosierung von Cannabis-Medikamenten die Intensität von bereits vorhandenen Angstzuständen und PTBS mindern kann. Studien haben gezeigt, dass die jeweilige Dosis nicht während, sondern zwischen den einzelnen Attacken eingenommen werden sollte.

Wissenschaftler erklären sich die angstlösende Wirkung von Cannabis dadurch, dass Cannabinoide belastende Ereignisse im Gedächtnis sozusagen „auslöschen". Im Normalfall erledigen das die körpereigenen Cannabinoide (Endocannabinoide; Studie Rabinak et al. 2012). Nach traumatischen Erlebnissen sind sie dazu offensichtlich nicht mehr in der Lage – daher kann es in solchen Fällen sinnvoll sein, Cannabis-Medikamente zu verabreichen.

Autismus ist eine Störung, die sich normalerweise bereits in den ersten drei Lebensjahren zeigt. Sie geht vor allem mit dem nach außen sichtbaren Problem einher, dass der Patient mit anderen nur schwer kommunizieren und interagieren kann. Hier gibt es noch keine umfassende Studie, allerdings hat sich in Einzelfällen eine Therapie mit Cannabis hilfreich gezeigt.

Erektile Dysfunktion (Impotenz) hat sowohl körperliche als auch psychische Ursachen. Oft sind es Versagensängste, die einen Sexualverkehr schwer oder fast unmöglich machen. Studien zeigen, dass durch Cannabis sowohl eine Entspannung (bei Angstzuständen) herbeigeführt als auch die Durchblutung gefördert und eventuell vorhandene Mangelzustände des Hormonhaushalts ausgeglichen werden.

Ein dritter Aspekt ist die Steigerung der sinnlichen Erfahrung, die durch THC erreicht wird. Cannabis gilt in vielen Kulturen auf der Welt auch als Aphrodisiakum – kein Wunder also, dass zahlreiche Erfahrungsberichte auf eine Steigerung sowohl der sexuellen Aktivität wie des Lustempfindens hinweisen.

Schlafstörungen kommen in unserer modernen Gesellschaft immer häufiger vor. Ursache ist vor allem der Stress, dem wir im Alltag ständig ausgesetzt sind. Die positive Wirkung von Cannabis auf den Schlaf ist seit Langem bekannt. In der Medizingeschichte gibt es bereits aus der Mitte des 19. Jahrhunderts Studien zu diesem Thema. Allgemein gilt Müdigkeit als Nebenwirkung von Cannabis (allerdings in diesem Fall als „potenziell nützliche Nebenwirkung"). Richtig dosiert, sind Hanfmedikamente ein bewährtes Mittel gegen Schlaflosigkeit und -störungen.

... bei Erkrankungen des Magen-Darm-Trakts

Eine positive Wirkung von Cannabis bei Erkrankungen des Magen-Darm-Trakts ist mittlerweile durch eine ganze Reihe von Studien belegt. So helfen Hanfmedikamente beim **Reizdarmsyndrom (RDS)** und bei **chronisch entzündlichen Darmerkrankungen (CED)** sowie gegen **Verstopfung**. Bereits im Jahr 2001 wurde in einer Studie nachgewiesen, dass die Wirkstoffe in Cannabis die Produktion von Magensäure hemmen. Das ist vor allem für jene Patienten vor Interesse, bei denen eine erhöhte Produktion von Magensäure zu eben RDS oder CED oder anderen Beschwerden (beispielsweise Sodbrennen) führt.

2006 bestätigte eine Studie die Wirksamkeit von früher gebräuchlichen Cannabis-Produkten, die gegen Magen-Darm-Beschwerden eingesetzt worden waren, denn Cannabinoide schützen das Verdauungssystem tatsächlich nachhaltig vor Anomalien.

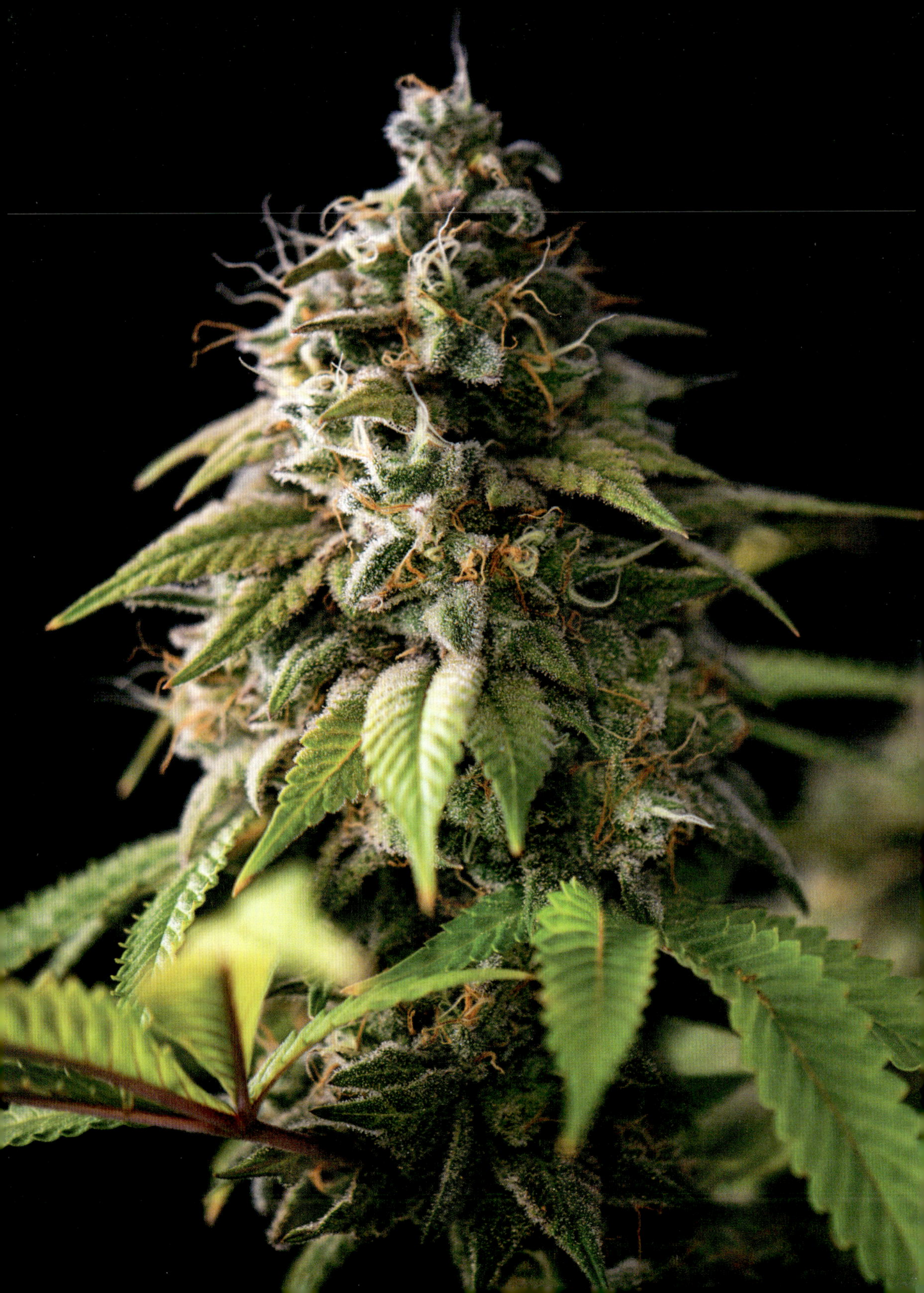

Bereits geringe Dosen von THC bewirken, dass **Blutungen und Entzündungen des Magens** zurückgehen, vor allem solche, die durch entzündungshemmende Medikamente wie *Ibuprofen*, *Diclofenac* oder *ASS* (Acetylsalicylsäure, z. B. *Aspirin*) verursacht wurden (Studie Kinsey und Cole 2013).

Positive Wirkungen zeigen Cannabis-Medikamente bei ***Morbus Crohn*** und ***Colitis ulcerosa***, das berichten mehrere Studien (etwa Naftali et al. 2013): Die Symptome wurden gelindert und die Lebensqualität – nach Aussagen der Patienten – deutlich erhöht.

... bei Übelkeit, Erbrechen, Appetitlosigkeit sowie Gewichtsverlust

Nicht nur, wenn man sich den Magen „verdorben" hat, leidet man unter Übelkeit und Erbrechen. Beides sind auch Symptome einer ganzen Reihe von Krankheiten und Beschwerden. Ursache können beispielsweise bestimmte Medikamente sein, die eben „auf den Magen schlagen", oder die Folgen einer Narkose.

Nachgewiesen ist, dass eine Cannabis-Therapie bei Übelkeit und Erbrechen prinzipiell sehr hilfreich ist – das zeigen bereits historische Aufzeichnungen. Die Therapie schlägt auch dann an, wenn die bereits genannten Symptome im Zusammenhang mit einer Chemotherapie bei einer Krebserkrankung, bei HIV, Hepatitis C oder Migräne auftreten.

Appetitlosigkeit und der damit einhergehende Gewichtsverlust sind ebenfalls Begleitumstände von Krebserkrankungen und HIV, aber auch von Alzheimer und COPD (Chronisch obstruktiver Lungenerkrankung; englisch: *Chronic Obstructive Pulmonary Disease*). In all diesen Fällen kann eine Therapie mit Cannabis – das haben zahlreiche Studien gezeigt – durchaus hilfreich sein.

... bei Entzündungen, Allergien, und Juckreiz

Mittlerweile ist nachgewiesen, dass THC das Immunsystem unterstützen kann. Obwohl dies bei Weitem noch nicht vollständig erforscht ist, gibt es gute Belege für eine positive Wirkung auf **Entzündungsprozesse** in Gelenken (Rheuma, Arthritis) und im Magen-Darm-Trakt.

Bei **Allergien** (Hausstaub, Heuschnupfen, Neurodermitis) kann eine Therapie mit Cannabis ebenfalls wirksam sein. Studien zeigen

(Studie Karsak et al. 2007), dass allergische Reaktionen der Haut durch Cannabinoide abnehmen.

Zum Einsatz von Cannabis bei **Juckreiz** liegen bisher nur eine einzige Studie und einzelne Patientenberichte vor.

... bei Atemwegserkrankungen

Bereits vor 150 Jahren wurden Hanfprodukte als Asthmamittel verordnet. Man kannte beispielsweise „Asthma-Zigaretten", die Indischen Hanf enthielten und ganz offiziell von Ärzten verschrieben wurden. Da THC auch die Bronchien erweitert, ist es durchaus im Bereich des Möglichen, allerdings bisher nur in kleinen Studien erforscht, dass eine Cannabis-Therapie bei Asthmatikern hilfreich sein kann. Etliche klinische Studien haben nachgewiesen, dass Cannabis bestens gegen die Spas-

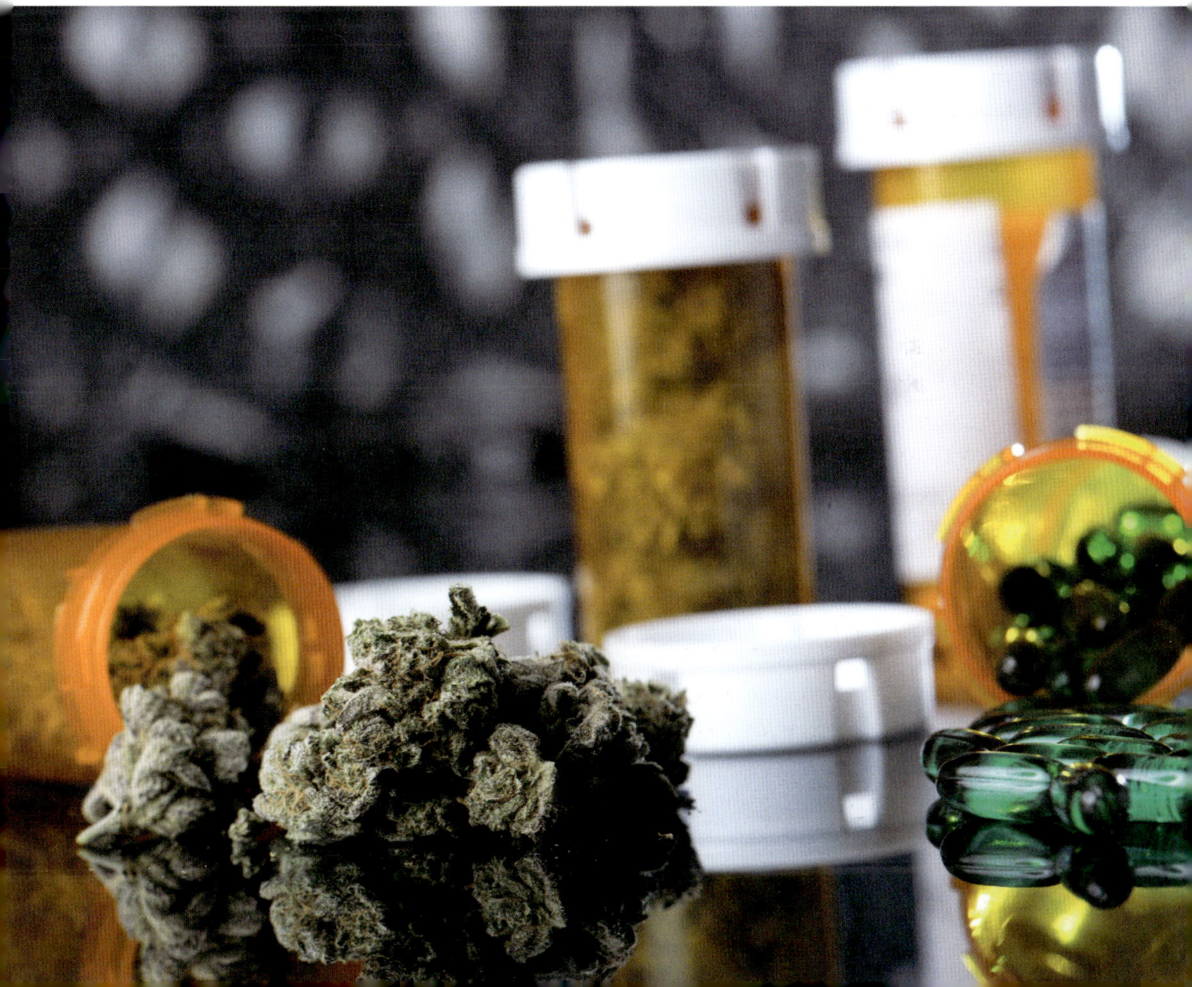

men wirkt, die der Asthmakranke als so quälend empfindet. THC-Produkte können besonders gut mit anderen Mitteln kombiniert werden. Allerdings sollte auf eine Rauchtherapie verzichtet werden, der Wirkstoff sollte besser als Mundspray oder Tee eingenommen werden.

... und bei weiteren Erkrankungen

Ein **erhöhter Augeninnendruck** und **Glaukom** (grüner Star) sind weit verbreitet: Etwa 3 Millionen Bundesbürger leiden unter erhöhtem Augeninnendruck, ungefähr 800.000 unter einem Glaukom. Bei dieser Erkrankung wird der Sehnerv nach und nach zerstört, bis hin zur völligen Erblindung. Man kann ein Glaukom mit Medikamenten oder einer Operation (durch Laser) behandeln. Manche Patienten vertragen die verschriebenen Medikamente allerdings nicht gut und auch eine Operation führt nicht immer zum Erfolg.

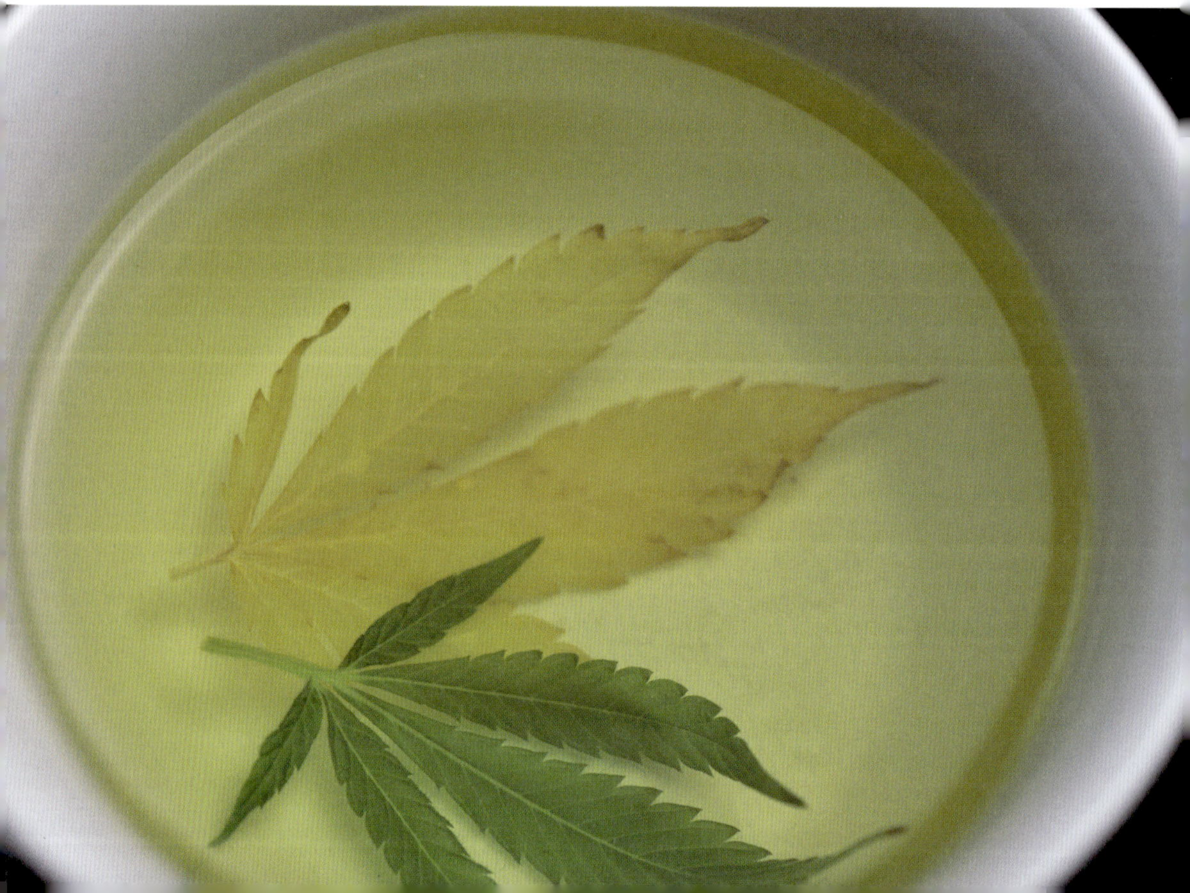

Studien haben gezeigt, und zwar bereits seit den 1970er-Jahren, dass Cannabis positive Auswirkungen auf das Auge hat: THC senkt den Augeninnendruck und beseitigt damit eine Ursache für den Grünen Star. Man kann den Cannabis-Wirkstoff zwar lokal (durch Augentropfen) verabreichen, allerdings gibt es noch keine Zulassung für ein entsprechendes Medikament. Eine Studie der Universität Aachen legt nahe, dass THC in oraler Verabreichung den Augeninnendruck und die Durchblutung der Netzhaut verbessert. Nach wie vor ist die genaue Wirkungsweise von Cannabis bei Glaukomen in der Wissenschaft umstritten.

Diabetes und Cannabis wurde in einer repräsentativen Studie in den Vereinigten Staaten untersucht, an der mehr als 10.000 Menschen teilnahmen. Dabei (Studie Rajavashisth et al. 2012) stellte sich heraus, dass die Konsumenten von Cannabis signifikant seltener an Diabetes erkrankten. Bei *Diabetes mellitus* (einer „Falschregelung" des Blutzuckerspiegels) kommt es oft zu Nervenschmerzen. Studien belegen, dass Cannabinoide darauf einen positiven Einfluss haben. CBD (Cannabidiol) hilft zudem Entzündungen und Schädigungen an der Netzhaut zu verringern.

Kontraindikationen

Medizinisch gesehen spricht man von einer Kontraindikation, wenn bestimmte Arzneien keinesfalls bzw. nur unter bestimmten Bedingungen eingenommen werden sollten. Bei Cannabis ist in jedem Fall dann eine sogenannte absolute Kontraindikation gegeben, wenn man auf einen oder mehrere Inhaltstoffe allergisch reagiert. Solche Allergien sind allerdings sehr selten, vor allem gegen THC kommen sie kaum vor. Etwas verbreiteter ist eine Pollenallergie gegen die Blüten der Hanfpflanze. Andere auslösende Stoffe können bestimmte Aminosäuren sein.

Relative Kontraindikationen beziehen sich darauf, dass man Wirkstoffe nur unter bestimmten Bedingungen einnehmen darf. Bei Cannabis-Medikamenten betrifft das Patienten mit schweren psychischen Störungen, die sich unter Umständen verschlechtern können. Bei Jugendlichen, die regelmäßig und über einen längeren Zeitraum Cannabis zu sich nehmen, erhöht sich das Risiko für die Entwicklung von Schizophrenie (Studie Moore et al. 2007).

In der Schwangerschaft *und* Stillzeit sollte man die Einnahme von Cannabis vermeiden. Der behandelnde Arzt wird entscheiden, ob bei einer schweren Erkrankung eine Cannabis-Therapie trotz Schwangerschaft fortgesetzt werden sollte.

Bei Herz-Kreislauf-Erkrankungen ist eine Cannabis-Therapie unter Umständen nicht angezeigt. Das betrifft vor allem Menschen mit Herzrhythmusstörungen, Herzschwäche oder koronarer Sklerose. Auch wer einem Herzinfarkt überstanden hat, sollte Cannabis nur bedingt anwenden. In all diesen Fällen ist eine genaue Dosierung entscheidend – möglicherweise eine geringere als bei Durchschnittspatienten.

Wechselwirkungen mit anderen Medikamenten

In *Hanf als Medizin* gibt Dr. Franjo Grotenhermen vor allem folgende Wechselwirkungen bei der Einnahme von Cannabis an:

- Keinesfalls sollte Cannabis oder THC mit Medikamenten eingenommen werden, die eine Erhöhung der Herzfrequenz verursachen. Dadurch würde der Kreislauf unnötig belastet. Für Patienten mit Herzerkrankungen können ernsthafte Probleme entstehen.
- THC kann sedierende (beruhigende) Medikamente in ihrer Wirkung verstärken. Das betrifft Schlafmittel, bestimmte Antidepressiva und Schmerzmittel.
- Wer Betablocker einnimmt, sollte wissen, dass diese die Herzfrequenzsteigerung durch THC vermindern oder gar blockieren können.
- THC und Opiate wirken beide schmerzlindernd – gemeinsam eingenommen, kann sich diese Wirkung erhöhen. Dasselbe gilt für manche Antidepressiva: Auch hier kann THC die Wirkung verstärken.
- Medikamente zur Regulierung des Augeninnendrucks und manche Cannabinoide können sich wechselseitig verstärken.
- Das Cannabinoid CBD verzögert die Aktivität von zwei wichtigen Enzymen in der Leber. Die Folge davon ist, dass bestimmte Medikamente langsamer abgebaut werden, wenn sie gemeinsam mit CBD eingenommen werden. Auf jeden Fall sollte man den Rat seines Arztes suchen, wenn man Antiepileptika verordnet bekommen hat.

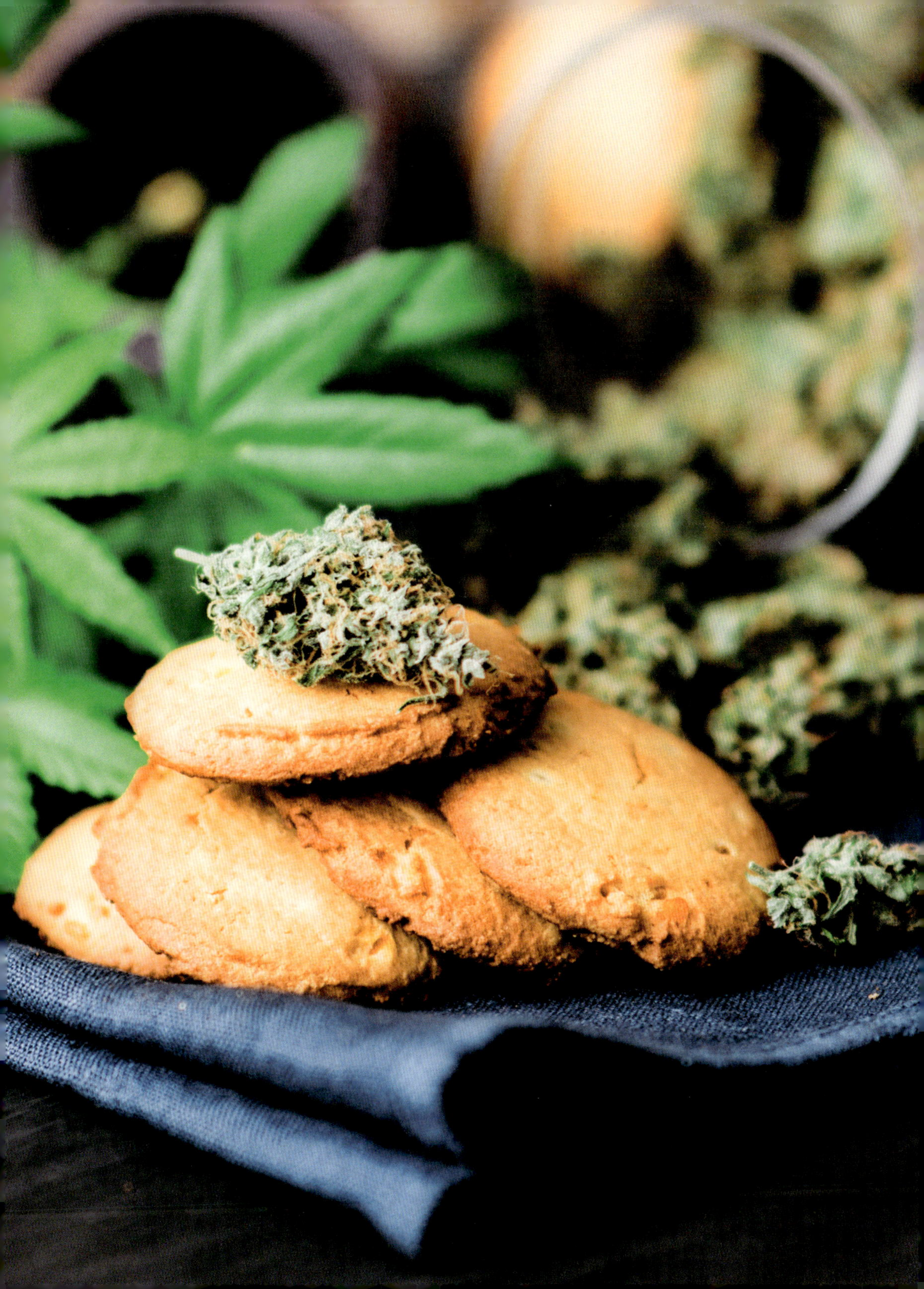

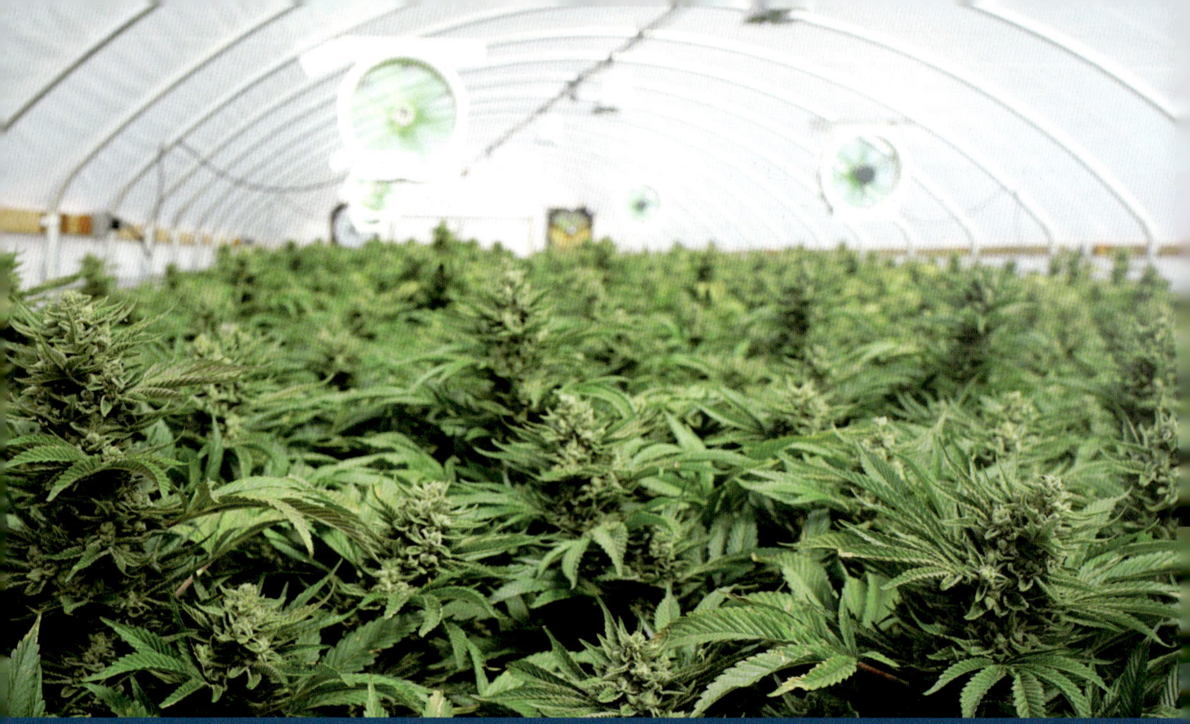

Die Gesetzeslage in puncto „Hanf“

Das erste Gesetz, das es in Europa in Sachen „Hanf“ gab, stammt bereits aus dem Jahre 800 n. Chr.: Karl der Große ordnete in seiner Landgüterverordnung (*Capitulare de villis vel curtis imperii* – „Anordnungen für die kaiserlichen Hofgüter“) an, dass *canava* (Hanf) angebaut werden solle.

Der erste negative Bericht über Hanf soll Marco Polo zu verdanken sein: Der große Reisende beschrieb in seinem Bericht über einen Besuch in der persischen Festung Alamut im Jahre 1273, dass eine radikale muslimische Sekte von ihrem Kriegsherrn, dem „Alten vom Berge“, mit Haschisch betäubt und danach zu Mordtaten getrieben worden sei. Selbst wenn Marco Polo wohl weder in Alamut gewesen ist noch seine Angaben zur Wirkung von Cannabis-Harz in irgendeiner Weise überprüft wurden – die Geschichte war damit nun einmal in die Welt gesetzt ...

Hanf mag so einfach anzubauen sein, wie es Kaiser Karl einst angeordnet hat. Aber heute ist es illegal. Selbst wenn es einige, sehr wenige Ausnahmeregelungen gibt, ist es Privatpersonen nicht erlaubt, sich eine kleine Hanfplantage oder auch nur ein paar Pflanzen zuzulegen. Auch aus medizinischen Gründen nicht. Das ist strafbar.

Die Lage in Deutschland – Vom alten Opiumgesetz zum modernen Betäubungsmittelgesetz

Das Verbot von Hanf geht auf das sogenannte Opiumgesetz aus dem Jahr 1929 zurück. Das „Gesetz über den Verkehr mit Betäubungsmitteln" trat 1930 in Kraft und regelt – heute in Deutschland in seiner neuen Fassung als Betäubungsmittelgesetz (BtMG) aus dem Jahre 1981 – den Umgang mit *Marihuana, Pflanzen und Pflanzenteilen der zur Gattung Cannabis gehörenden Pflanzen* und *Haschisch, dem abgesonderten Harz der zur Gattung Cannabis gehörenden Pflanzen* (BtMG, Anlage 1). Danach sind sowohl Hanf als auch Haschisch *nichtverkehrsfähige Stoffe* (BtMG, §1), und im Gesetzestext steht eindeutig, **dass sich strafbar macht, wer Betäubungsmittel unerlaubt anbaut; herstellt; mit ihnen Handel treibt; sie, ohne Handel zu treiben, einführt, ausführt, veräußert, abgibt, sonst in den Verkehr bringt; erwirbt oder sich in sonstiger Weise verschafft.**

Mit anderen Worten: Verboten sind Anbau und Herstellung, Handel und der Besitz von Hanf und Haschisch. Ja, man darf sich nicht einmal Samen zur Anzucht aus dem Ausland schicken lassen.

Und was ist mit „Eigenbedarf"?

Anbau und Besitz von Cannabis oder Haschisch sind strafbar. Das Bundesverfassungsgericht hat 1994 entschieden, dass auf eine strafrechtliche Verfolgung verzichtet werden kann, wenn jemand eine nur geringe Menge erworben und besessen hat und kein öffentliches Interesse an einer Strafverfolgung besteht. Das Betäubungsmittelgesetz wurde entsprechend ergänzt. Allerdings wurde nicht bundeseinheitlich festgelegt, wie viel Gramm eine solche „geringe Menge" umfasst.

Üblicherweise versteht man unter einer „geringen Menge Cannabis“ höchstens drei „Konsumeinheiten“, dreimal jene Menge also, die ein gelegentlich Konsumierender für einen Rauschzustand benötigt.

Dies ist bei jedem Menschen anders, deshalb geht man in der Praxis nach Absatz 5 des § 29 BtMG vor. In ihm steht: „*Das Gericht kann von einer Bestrafung ... absehen, wenn der Täter die Betäubungsmittel lediglich zum Eigenverbrauch in geringer Menge anbaut, herstellt, einführt, ausführt, durchführt, erwirbt, sich in sonstiger Weise verschafft oder besitzt.*“

In jedem Bundesland gelten andere Regeln

Die Bezeichnung einer Menge „Betäubungsmittel zum Eigenverbrauch“ wird von Bundesland zu Bundesland unterschiedlich angesehen. Jedes der 16 Bundesländer geht in Deutschland nach seinem Gutdünken vor, und so entstehen große Unterschiede. In manchen Regionen werden Cannabis-Besitz und -Konsum eher liberal gehandhabt, in anderen dagegen kann bereits eine geringe Menge zumindest zu einem Strafantrag, möglicherweise auch zu einem Gerichtsverfahren führen.

Bundesland	Kleinstmenge für Cannabis
Baden-Württemberg	bis 3 Konsumeinheiten (bis 6 g)
Bayern	bis 3 Konsumeinheiten (bis 6 g)
Berlin	bis 10 g
Brandenburg	bis 6 g
Bremen	bis 6 g
Hamburg	bis 6 g
Hessen	bis 6 g
Mecklenburg-Vorpommern	bis 6 g
Niedersachsen	bis 6 g
Nordrhein-Westfalen	bis 10 g
Rheinland-Pfalz	bis 10 g
Saarland	bis 6 g
Sachsen	bis 3 Konsumeinheiten (bis 6 g)
Sachsen-Anhalt	bis 6 g
Schleswig-Holstein	bis 6 g
Thüringen	bis 6 g (stets Strafverfahren)

Ein Konsument, der mit Geringstmengen erwischt wird, kann damit rechnen, dass der Staatsanwalt das Verfahren einstellt, es also gar nicht erst zu einer Gerichtsverhandlung kommt. Das ist aber nicht zwingend so. Man sollte also nicht automatisch davon ausgehen.

Info

Was sind „nicht geringe Mengen“?

Alles, was über die „drei Konsumeinheiten“ hinausgeht, ist keine „geringe Menge“ mehr. Zu beachten ist: Wer mit mehr Cannabis oder Haschisch erwischt wird, bei dem geht es nicht um die gesamte Menge der bei ihm gefundenen Drogen, sondern das Gewicht des enthaltenen THCs.

Der Bundesgerichtshof hat dies in seinem Urteil 1984 so festgelegt: *„Enthält ein Cannabis-Produkt mindestens 7,5 Gramm Tetrahydrocannabinol (THC), so ist das Tatbestandsmerkmal ‚nicht geringe Menge' ... erfüllt.“* Das bedeutet, bereits der Besitz einer Menge von Cannabis oder Haschisch, die die Grenze von 7,5 Gramm THC überschreitet, ist ein sogenannter Verbrechenstatbestand und entsprechend mit mindestens 1 Jahr Freiheitsstrafe zu ahnden.

Welche Strafe droht?

In manchen Bundesländern, beispielsweise in Thüringen, wird – so stellte der Deutsche Hanfverband fest – selbst bei geringen Mengen ein Verfahren eröffnet. In Bundesländern wie Sachsen und Mecklenburg-Vorpommern gibt es in den meisten Fällen nur „Einzelfallentscheidungen“, das bedeutet, dass es ebenfalls meist zu einem Strafverfahren kommt.

Manche Bundesländer machen eine Strafverfolgung davon abhängig, ob man Wiederholungstäter ist oder das erste Mal beim Drogenkonsum erwischt wurde.

Hanf anbauen in Deutschland – Erlaubt oder verboten?

Prinzipiell gilt: Der Eigenanbau von Hanf, ganz gleich welche Sorte, ist in Deutschland und Europa weitgehend verboten. **Auch für den gewerblichen Anbau von Nutzhanf (selbst wenn dieser keine psychoaktiven Wirkstoffe in relevanter Menge enthält) muss man spezielle Auflagen beachten und behördliche Genehmigungen einholen.**

Der Hanfanbau unterliegt strengen Vorschriften

Der Anbau von Hanf ist Privatpersonen in Deutschland generell untersagt. Selbst wenn man nur Nutzhanf anbauen möchte, der weniger als 0,2 Gramm THC enthält, nur männliche Pflanzen setzen will (die ja wesentlich weniger Cannabinoide enthalten) oder aus Hanf ganz harmlose Produkte wie Samen oder Öl gewinnen will. Und sogar dann, wenn man Hanf wegen seiner hübschen Blätter im Ziergarten haben möchte.

Zu wissenschaftlichen Zwecken darf Hanf ebenfalls nur mit spezieller Genehmigung angebaut werden. In solchen Fällen ist das Bundesinstitut für Arzneimittel und Medizinprodukte zuständig. Eine Ausnahmegenehmigung hat beispielsweise das Hanfmuseum in Berlin erhalten: Dort darf – sogar mit Webcam zu beobachten – in einem *Growroom* das Wachstum von ein paar Pflanzen der genormten EU-Hanfsorte „Feodora 17“ gezeigt und beobachtet werden.

Die Bundesanstalt für Landwirtschaft und Ernährung als Kontrollorgan

Nutzhanf darf nur auf Antrag bei der Bundesanstalt für Landwirtschaft und Ernährung und ausschließlich von „Unternehmen der Landwirtschaft“ (nach dem ALG – Gesetz über die Alterssicherung der Landwirte) angebaut werden. Die Betriebsflächen dieser Unternehmen müssen eine Mindestgröße von acht Hektar haben. Und selbst wer die Genehmigung der Bundesanstalt bekommen hat, muss strengste Auflagen erfüllen:

- Nur bestimmte Sorten Nutzhanf dürfen angebaut werden. Derzeit (Stand 2017) sind europaweit 55 zertifizierte Hanfsorten zugelassen, in Deutschland sind

2 davon verboten (denn sie enthielten in 2 aufeinanderfolgenden Jahren in allen Proben mehr als die zulässige Menge an THC).

- Jeder Landwirt muss beachten, dass jährlich bis zum 15. März eine Änderung des Sortenkatalogs erfolgen kann.
- Um sicherzustellen, dass nur zertifiziertes Saatgut verwendet wird, müssen sämtliche Etiketten aufbewahrt und auf Verlangen vorgezeigt werden.
- Bis spätestens Juli eines jeden Jahres muss für das Folgejahr ein entsprechender neuer Antrag gestellt werden.
- In diesem Antrag muss nicht nur genau festgehalten werden, wie groß die Fläche sein wird, auf der Hanf angebaut werden soll, sondern auch, welche Sorte zum Einsatz kommen und wie viel Saatgut verwendet werden wird.
- Es muss gesondert angezeigt werden, wenn die Blütezeit des Hanfs beginnt.
- Die Bundesanstalt führt regelmäßige Kontrollen zum THC-Gehalt durch. Darüber werden die Inhaber der Anbauflächen entsprechend informiert.
- Die Ernte darf erst dann beginnen, wenn die Kontrolle erfolgt ist oder eine entsprechende Genehmigung der Bundesanstalt vorliegt.

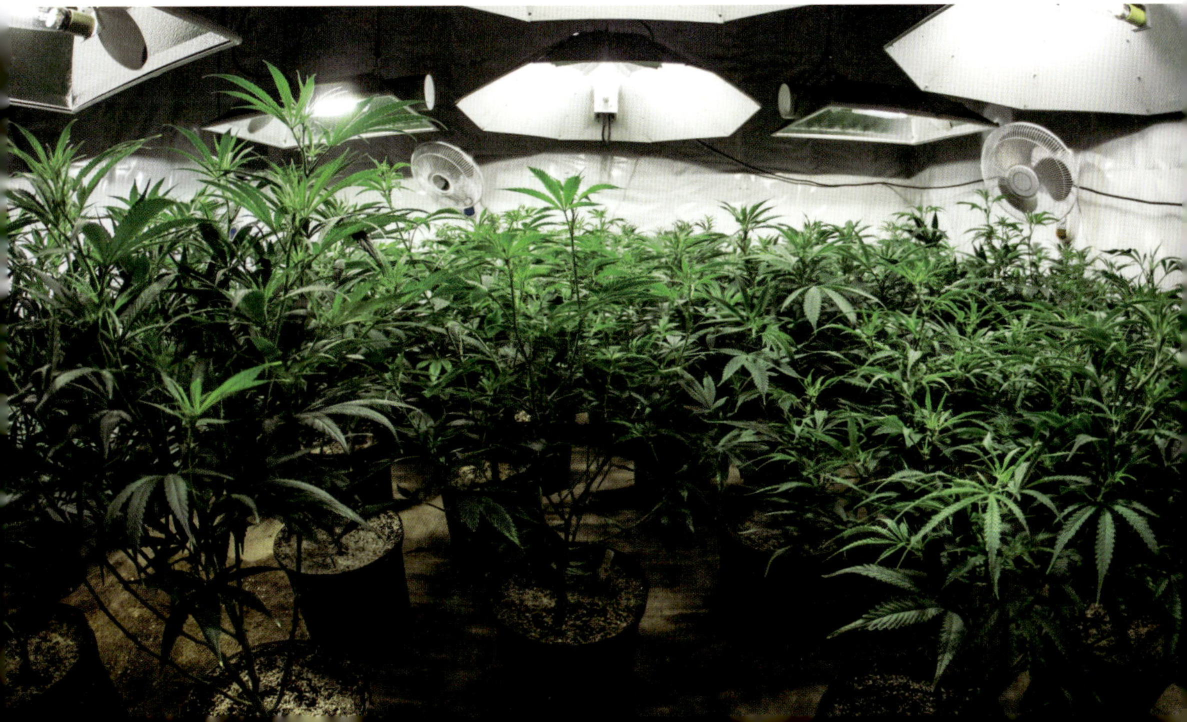

Cannabis auf Rezept – Und das bezahlt die Krankenkasse?

Die medizinische Wirksamkeit von Cannabis ist seit vielen Jahren bekannt und in wissenschaftlichen Studien nachgewiesen. Selbst wenn es in Deutschland vor dem neuen Gesetz vom März 2017 die Möglichkeit gab, nach einem langwierigen Genehmigungsprozess medizinische Hanfprodukte einzusetzen, darf man nicht vergessen, dass es immer wieder Strafanzeigen und Verurteilungen für Patienten gab, die sich medizinisches Cannabis auf nicht ganz legalen Wegen besorgt oder für den Eigenbedarf einige wenige Pflanzen gezogen hatten. Wer dabei erwischt wurde, musste mit einer Verurteilung rechnen, von einer Mindeststrafe (weil das Gericht ein Einsehen hatte) bis zu Freiheitsstrafen mit und ohne Bewährung.

Info

Eine einzige Ausnahme im Jahr 2016

Wie das Magazin *Der Spiegel* im Oktober 2016 berichtet, hat das Bundesinstitut für Arzneimittel und Medizinprodukte einem einzigen Schwerkranken in Deutschland die Erlaubnis erteilt, Cannabis selbst anzubauen. Der 53-jährige Patient aus Mannheim leidet an *multipler Sklerose* und hatte sich durch mehrere Instanzen geklagt. Seine Begründung für den eigenen Anbau: Sein Bedarf an Cannabis würde monatlich etwa 1500 Euro kosten, das könne er sich nicht leisten. Das Bundesverwaltungsgericht hat daraufhin im Frühjahr 2016 entschieden, dass das Bundesinstitut dem Mann erlauben müsse, Cannabis anzubauen, zu ernten und für seine medizinische Behandlung zu verwenden. Diese Erlaubnis galt allerdings nur bis zum Sommer 2017; nach Inkrafttreten des neuen Gesetzes wird der Selbstanbau nicht mehr gestattet.

Seit März 2017 ist endlich alles anders: Patienten können ganz offiziell Cannabis auf Rezept bekommen. Bisher war das zwar auch schon möglich, allerdings in nur sehr wenigen Fällen und mit einer Ausnahmeerlaubnis des Bundesinstituts für Arzneimittel und Medizinprodukte (BfArM). Die Therapie musste außerdem in den weitaus meisten Fällen selbst bezahlt werden. Die Kosten waren teilweise enorm:

Während 1 Gramm Cannabis in der Apotheke derzeit etwa 15 Euro kostet, liegt der Preis derselben Menge THC in fertigen Präparaten wesentlich höher: beim Mundspray *Sativex* bei etwa 450 Euro, bei *Dronabinol*-Tropfen bei etwa 880 Euro. In niederländischen Apotheken dagegen kosten *Bedrocan* Cannabis-Blüten nicht einmal 30 Euro, in Kanada nur etwa 5 Dollar pro Gramm.

Deutsche Patienten erhalten derzeit im Schnitt eine Dosis von etwa 1,8 Gramm Cannabis am Tag – das macht gut 600 Gramm jährlich. Der Bedarf wird – da sind sich Experten einig – nach dem Inkrafttreten des Gesetzes steigen. Denn man weiß, dass Patienten in anderen Ländern eine wesentlich höhere Dosis THC erhalten, damit die Therapie ihren Zweck erfüllen kann. Dazu kommt, dass die Zahl der Patienten, die jetzt endlich Cannabis-Medikamente verschrieben bekommen, zunehmen wird.

Allein 2016 wurden für die noch relativ wenigen Cannabis-Patienten 170 Kilogramm medizinischer Hanf importiert – dreimal so viel wie 2014.

In den Vereinigten Staaten und Kanada ist die medizinische Behandlung mit Hanf ein Milliardengeschäft. In den USA ist Cannabis zurzeit in 28 Staaten zugelassen (teilweise auch für den Freizeitgenuss).

Info

So sah es vor Inkrafttreten des neuen Gesetzes aus!

Nach Angaben des Bundesinstituts für Arzneimittel und Medizinprodukte gab es Ende 2016, also vor der Verabschiedung des neuen Gesetzes, in Deutschland, genau 1004 Patienten, die nach einem langwierigen Genehmigungsprozess Cannabis-Blüten kaufen konnten.

Die Pflanzung von Cannabis für medizinische Zwecke (selbst nur 1 oder 2 Hanfpflanzen ausschließlich für den Eigenbedarf) war verboten – und das hat sich auch nicht geändert. Zwischen 4000 und 5000 Patienten bekamen Fertigpräparate (*Sativex* und *Dronabinol*) auf Rezept verschrieben. Die Krankenkasse hat die Kosten dafür jedoch *nicht* erstattet.

Nach dem neuen *Gesetz zur Änderung betäubungsmittelrechtlicher und anderer Vorschriften* läuft das nun anders: **Ärzte können ihren Patienten die entsprechenden Hanfmedikamente verordnen und die Krankenkassen müssen die Kosten übernehmen.** Es ist außerdem so, dass ein Patient nicht erst alle erdenklichen Alternativtherapien durchlaufen haben muss, bevor ihm sein Arzt ein Cannabis-Medikament verordnen kann. Wenn der Mediziner der Meinung ist, eine Hanfarznei sei für seinen Patienten und die Behandlung seiner Krankheit das Richtige, ist die Verordnung problemlos möglich.

Die Krankenkassen dürfen die Übernahme der Kosten *nur in Ausnahmefällen* ablehnen. Diese Ablehnung muss zudem innerhalb kürzester Zeit (einer Frist von 3 Tagen) detailliert begründet werden. Bisher musste der Arzt begründen, warum ausgerechnet eine Cannabis-Therapie von Vorteil sei. Mit der jetzt eingeführten gesetzlichen Regelung und der Drei-Tages-Frist will der Gesetzgeber dafür sorgen, dass vor allem Palliativpatienten schnell und problemlos Hilfe bekommen und nicht länger unter Schmerzen leiden müssen.

Info

Die Cannabis-Agentur

Das Einheitsübereinkommen von 1961, in dem die Vereinten Nationen über Betäubungsmittel befanden, sieht vor, dass es für den Anbau von Hanf für medizinische Zwecke eine staatliche Stelle geben muss. Diese sogenannte Cannabis-Agentur untersteht dem Bundesinstitut für Arzneimittel und Medizinprodukte und ist verantwortlich dafür, den Hanfanbau in Deutschland zu steuern und zu kontrollieren. Mit dem Anbau werden nach einem europaweiten Ausschreibungsverfahren verschiedene Unternehmen beauftragt.

Aufgabe der Agentur ist es neben der Qualitätskontrolle, einen Abgabepreis festzulegen und das erzeugte medizinische Cannabis an Arzneimittelhersteller, Großhändler oder Apotheken zu verkaufen. Es dürfen dabei keinerlei Gewinne erzielt werden und die Agentur hat keinen Einfluss darauf, zu welchem Preis die Cannabis-Medikamente dann in den Handel kommen.

Es wird noch einige Zeit dauern, bis Hanf für medizinische Zwecke „aus deutschen Landen" verfügbar ist. Mit der ersten Ernte rechnete man 2019. Durch einen Entscheid des Oberlandesgerichts Düsseldorf (März 2018) wurde die Ausschreibung für den Anbau gestoppt, weil dabei deutsche Bewerber benachteiligt worden waren. Es muss nun eine erneute Ausschreibung erfolgen. Die erste heimische Ernte verzögert sich also. Bis dahin wird der Bedarf durch Importe gedeckt.

Medizinisches Cannabis und Cannabinoid-Medikamente

Nach der Gesetzesänderung vom März 2017 können, wie bereits gesagt, nun auch in Deutschland wie mittlerweile in vielen Ländern Europas unterschiedliche Hanfmedikamente verordnet werden. Im Folgenden werden sie aufgelistet:

Medizinische Hanfblüten (*Cannabis Flos*)

Sie stammen aus den Niederlanden und werden dort seit über 12 Jahren vom Unternehmen *Bedocran* angebaut und vertrieben, unter Aufsicht und im Auftrag des niederländischen Gesundheitsministeriums. *Cannabis Flos* gibt es in unterschiedlichen Konzentrationen:

- *Bedocran* (Hanfblüten) mit einem THC-Wert von 22 und einem CBD-Wert von weniger als 1 Prozent.
- *Bedrobinol* (Hanfblüten) mit einem THC-Wert von 13,5 und einem CBD-Wert von weniger als 1 Prozent.
- *Bediol* (Granulat) mit einem THC-Wert von 6,3 und einem CBD-Wert von etwa 8 Prozent.
- *Bedica* (Hanfblüten) mit einem THC-Wert von 14 und einem CBD-Wert vom weniger als 1 Prozent. Die Standardisierung steht noch aus.
- *Bedrolite* (Granulat) mit einem THC-Wert von 0,4 und dafür einem CBD-Wert von 9 Prozent. *Bedrolite* ist derzeit nur in den Niederlanden erhältlich. Die Standardisierung steht noch aus.

Alle fünf Sorten sind nach niederländischem Gesetz als medizinische Grundstoffe registriert.

Sativex

Der britische Pharmakonzern *GW Pharmaceutics* hat für dieses Mundspray bereits 2007 das erste Mal eine Zulassung beantragt, seit 2010 ist das Mittel auf dem Markt und mittlerweile in ganz Europa zugelassen. Der Wirkstoff Nabiximols enthält sowohl THC wie CBD in standardisierten Mengen. Es wird zur Behandlung von Spasmen bei *multipler Sklerose*, von neuropathischen Schmerzen und zur Behandlung von Schmerzen in der Krebstherapie eingesetzt. *Sativex* gilt als Betäubungsmittel, das Rezept muss entsprechend ausgestellt werden.

Dronabinol
Dieses Cannabis-Medikament enthält *synthetisch hergestelltes THC* und fällt ebenfalls unter das Betäubungsmittelgesetz. Eingesetzt wird es gegen Übelkeit und Erbrechen in der Chemotherapie; in den USA wird es unter dem Markennamen *Marinol* bei der Behandlung von Aids-Patienten gegen Appetitlosigkeit und Gewichtsverlust verordnet. *Dronabinol* ist noch nicht in allen europäischen Ländern zugelassen.

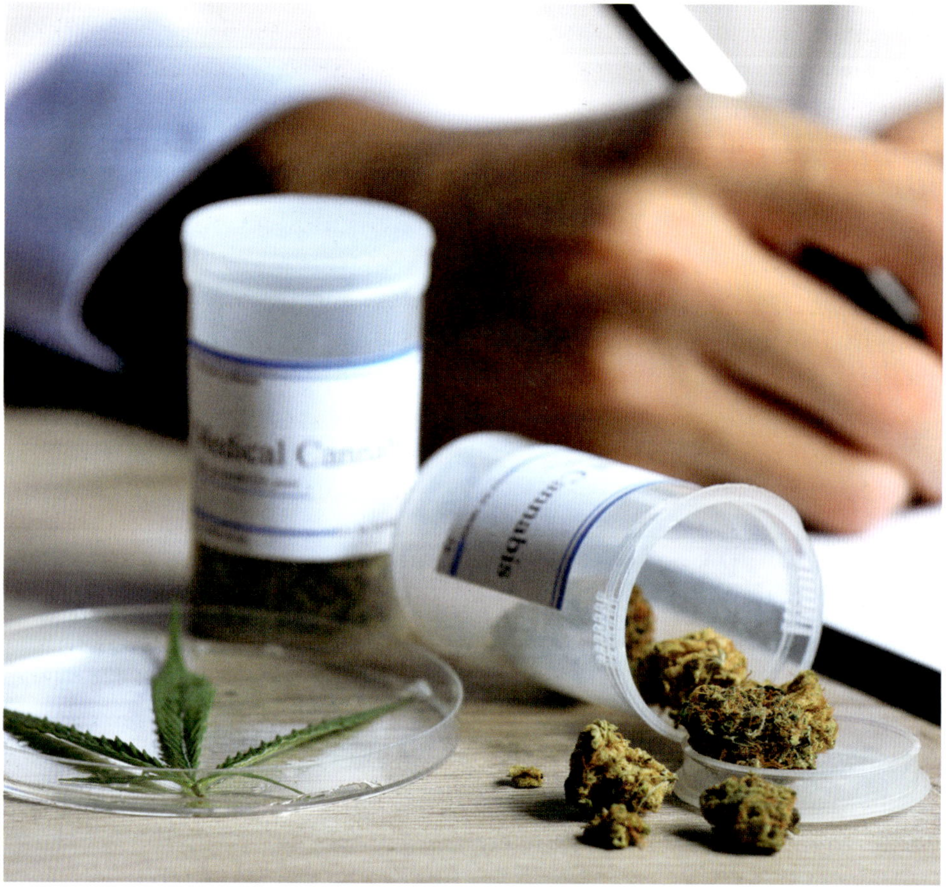

***Cannabis Flos* – medizinsche Hanfblüten mit unterschiedlichen THC-Konzentrationen – aus den Niederlanden dürfen mittlerweile in vielen europäischen Ländern von Ärzten verordnet werden.**

Die Gesetzeslage in West- und Südeuropa

In Österreich

Bei unseren Nachbarn in Österreich ist das Suchtmittelgesetz ausschlaggebend. Danach ist der Besitz von Samen und solchen Hanfblättern, die unbedeutend wenig THC enthalten (also von Nutzhanf – *Cannabis sativa*) weder verboten noch strafbar. Samen, die nicht im Samengutkatalog enthalten sind und bei denen man davon ausgehen muss, dass sie zur „Rauchwarenerzeugung“ verwendet werden, dürfen nicht verkauft werden. Sie gelten als Hilfsmittel zur Erzeugung von Cannabis als Rauschmittel, der Verkauf ist daher strafbar.

Nach dem Suchtmittelgesetz ist *„die Erzeugung, Verarbeitung, Umwandlung, der Erwerb und Besitz von Suchtmitteln nicht gestattet“* und kann auch dann bestraft werden, wenn man nur geringe Mengen für den Eigenbedarf besitzt. Weil ja selbst der Konsum eines Joints den Besitz voraussetzt, ist im Grunde schon das Rauchen von Cannabis strafbar. Im Gesetz sind dafür mindestens 6 Monate Freiheitsstrafe oder eine Geldstrafe von 360 Tagessätzen vorgesehen.

Für die Erlaubnis des Anbaus ist der Zweck ausschlaggebend:

- Wer Hanfanbau ganz allgemein für gewerbliche Zwecke betreiben möchte, kann das bei der entsprechenden Behörde anmelden, er muss es aber nicht. Um Unannehmlichkeiten von vornherein zu vermeiden, sollte man die Anmeldung jedoch in jedem Fall vornehmen.
- Wer Hanf anbaut, um aus Blüten und Harz „Suchtgift“ zu erzeugen, macht sich strafbar. Für wissenschaftliche und medizinische Zwecke darf Hanf angebaut werden, es muss jedoch vorher eine entsprechende Genehmigung des österreichischen Bundesministeriums für Gesundheit vorliegen.
- Der Anbau von Hanf für die Weiterverarbeitung der Fasern, Samen oder Blätter für beispielsweise Kosmetikprodukte, Lebensmittel, Textilien, Papier oder Baumaterialien und Ähnlichem ist erlaubt – und zwar unabhängig von der Höhe des Gehalts an THC.
- In Österreich ist *Dronabinol* seit 2007 für medizinische Zwecke

freigegeben, andere Cannabis-Produkte zu medizinischen Zwecken zu konsumieren ist nicht erlaubt und sie können auch nicht verschrieben werden.

In der Schweiz

Noch in den 1970er-Jahren galt die Schweiz in Sachen „Cannabis" als ausgesprochen liberal. In etlichen Kantonen wurden – unter den toleranten Augen der Gesetzeshüter – „Duftsäckchen" verkauft, die nichts anderes enthielten als Marihuana. Zahlreiche Hanfläden in Basel verkauften ganz offen Lebensmittel mit THC-haltigem Cannabis. Das änderte sich in den ersten Jahren des neuen Jahrtausends, weil es zu immer mehr Kriminalität im Zusammenhang mit dem Verkauf von Cannabis-Produkten gab. Bandenkriminalität breitete sich aus, es kam zu Razzien und am Ende wurden die Hanfläden in Basel und in der gesamten Schweiz geschlossen.

Seither gilt: Grundsätzlich ist Cannabis als Suchtmittel verboten. Kleine Mengen für den Eigenbedarf bleiben meist straffrei, allerdings wird der Konsum mit einer Geldbuße in Höhe von 100 Schweizer Franken geahndet. Trotzdem gilt seit einer neuen Gesetzgebung aus dem Jahre 2013 ein Konsument nicht mehr als vorbestraft, wenn er mit einer geringen Menge (höchstens 10 Gramm) Cannabis angetroffen wird. Wiederholungstäter müssen mit höheren Strafen rechnen. Sogar der Verkauf von Cannabis wird in der Schweiz im Gegensatz zu den meisten europäischen Ländern nicht mit Gefängnisstrafe geahndet – zumindest nicht, wenn es sich um weniger als 100 Gramm handelt.

Im Bundesgesetz über die Betäubungsmittel und die psychotropen Stoffe (Betäubungsmittelgesetz, BetmG) ist genau festgelegt, dass *„Firmen und Personen, die Betäubungsmittel anbauen, herstellen, verarbeiten oder damit Handel treiben, einer Bewilligung des Schweizerischen Heilmittelinstitutes"* bedürfen. Der Anbau ist bereits seit 1995 genehmigt – allerdings wie in Österreich nur dann, wenn der angebaute Hanf nicht der Herstellung von Rauschmitteln dient.

- Seit 1999 ist in zwei Bundesgesetzen festgelegt, dass Hanf, der für Lebensmittel verwendet wird, ausschließlich aus THC-armen Sorten bestehen darf. Hanfpflanzen mit hohem THC-Gehalt sind nach wie vor auch in der Schweiz nicht erlaubt. Selbst wenn es in 7 Kantonen gestattet ist, bis zu 4 Pflanzen für den Eigenbedarf anzubauen, widerspricht dies dem Betäubungsmittelgesetz. Allerdings wird dies in der Praxis eher leger gehandhabt.

- Für den gewerblichen Anbau von Hanf benötigt man eine Lizenz und muss durch Analysen nachweisen, dass der THC-Gehalt den Grenzwert von 1 Prozent (Stand 2017) nicht überschreitet. Dieser relativ hohe Gehalt gilt seit 2011 und ist den natürlichen Schwankungen bei den Hanfpflanzen geschuldet. Vom Schweizer Bundesamt für Landwirtschaft sind derzeit die Sorten zugelassen, die auch in der EU erlaubt sind.
- Medizinisches Cannabis ist seit 2008 in der Schweiz erlaubt, allerdings sind die Ausfuhrbestimmungen unklar. 2013 wurde das *Sativex*-Spray zugelassen, nur wenige Schweizer Bürger werden mit *Dronabinol* behandelt.

In den Niederlanden

Holland gilt als das Paradies für Kiffer. Dennoch sollte man wissen, dass Cannabis auch in den Niederlanden illegal ist. Allerdings wird der Konsum geduldet – und das schon seit 1976. Der Verkauf von Cannabis ist nach wie vor strafbar; allerdings gehen die niederländischen Staatsanwälte nicht gerichtlich dagegen vor, wenn bestimmte Vorschriften eingehalten werden. Dazu gehört, dass an 1 Person maximal 5 Gramm verkauft werden, der Vorrat im Laden nicht mehr als 500 Gramm beträgt, dass der Coffeeshop mehr als 250 Meter von Schulen entfernt liegt und kein Verkauf an Minderjährige stattfindet.

- Besitz und auch Konsum von Cannabis sind strafbar, werden allerdings geduldet. Der Eigenbedarf liegt bei 5 Gramm, eine größere Menge kann bereits als Handelsware eingeschätzt und mit Geldbußen in erheblicher Höhe (bis zu 3500 Euro) bestraft werden.
- In der Öffentlichkeit ist der Konsum verboten.
- Der private Anbau von Cannabis ist nicht erlaubt; allerdings wird das Züchten von (maximal 5) Hanfpflanzen für den Eigenbedarf oft geduldet. Die Polizei kann die Pflanzen beschlagnahmen, aber es gibt keine strafrechtliche Verfolgung.

- Der gewerbliche Anbau von Hanf mit weniger als 0,3 Prozent THC-Gehalt ist in den Niederlanden legal, muss aber gemeldet werden. Seit 1994 gibt es die Firma *HempFlax*, die mit einer Fläche von 140 Hektar begann und mittlerweile auf gut der dreifachen Fläche Hanf anbaut. Dazu kommen 550 Hektar in Deutschland sowie 700 Hektar in Rumänien.
- Der Verkauf von Hanfsamen für die Zucht von Pflanzen mit höherem THC-Gehalt ist erlaubt. Für den Eigenbedarf darf man 5 Samenkörner einpflanzen.
- Der Anbau von medizinischem Hanf ist in den Niederlanden erlaubt. Das Unternehmen *Bedrocan* hat seit 2017 die weltweit erste Bescheinigung über GMP-konformes (eine Qualitätssicherung für Arzneimittel und Wirkstoffe) medizinisches Cannabis. *Bedrocan* produziert seit 2003 und liefert fünf unterschiedliche Cannabis-Produkte mit einem THC-Gehalt zwischen 1 und 22 Prozent.

In Frankreich

Bei unseren französischen Nachbarn sind sowohl die Produktion als auch der Handel, der Besitz und der Konsum von Cannabis verboten. Die Höhe der Strafe hängt sehr von den Umständen ab – nämlich z. B. davon, wie viel Cannabis der Konsument bei sich hat. Die Höchststrafe für den Konsum beträgt 1 Jahr Haft oder eine Geldbuße von maximal einigen Tausend Euro. Es ist allerdings so, dass Konsumenten mit nur kleinen Mengen Cannabis selten angeklagt werden. Anders sieht es aus, wenn der Verdacht auf Handel oder Cannabis-Produktion besteht. Ein Gesetz aus dem Jahr 2007 regelt, dass Wiederholungstäter obligatorisch zu bestrafen sind.

- Es gibt drakonische Strafen für die Produktion von Cannabis. Sie wird mit Gefängnis bis zu 20 Jahren, Geldbußen bis zu einer Höhe von 7,5 Millionen Euro geahndet.
- Medizinisches Cannabis ist in Frankreich nicht erlaubt, daher auch nicht die Herstellung für den privaten und persönlichen Bedarf. Die letzte Entscheidung, ob eine Strafverfolgung stattfindet, liegt jedoch immer beim ermittelnden Staatsanwalt und beim Richter.
- Medikamente, die THC enthalten, dürfen in bestimmten Fäl-

len verordnet werden. Seit Ende 2015 ist beispielsweise für Patienten mit *multipler Sklerose* ein verschreibungspflichtiges Medikament wie *Sativex* in Apotheken erhältlich.
- Der Anbau von Nutzhanf ist in Frankreich erlaubt. Gerade im vergangenen Jahrzehnt gab es viele Bestrebungen, die ehemals so blühende französische Hanfindustrie wieder aufleben zu lassen. Es ist genau festgelegt, welche Sorten (insgesamt 20) angebaut werden dürfen. Selbstverständlich müssen die Hanfpflanzen weniger als 0,2 Prozent THC enthalten.

In Großbritannien

Auf den ersten Blick sind die Strafen drakonisch, die in Großbritannien auf den Besitz und den Konsum von Drogen stehen. Das kann man zumindest der offiziellen Website der britischen Regierung entnehmen. Hier wird selbst für den Besitz von Cannabis eine Höchststrafe von bis zu 5 Jahren Haft und eine Geldstrafe in unbegrenzter Höhe angedroht.

- Handelt es sich um einen Ersttäter, kann die Polizei eine Verwarnung erteilen und ein Bußgeld für die „Ordnungsstörung" verhängen. Weder Verwarnung noch Bußgeld bedeuten, dass man vorbestraft ist, dennoch werden die Daten im PNC (*Police National Computer*) erfasst und nicht gelöscht. Wird man erneut mit Cannabis erwischt, wird man verhaftet; danach kann es zu einer Anklage oder aber (in kleineren Fällen) zu einer Rechtsbelehrung kommen. Wiederholungstätern droht eine Gefängnisstrafe.
- Wer mit einer Menge Cannabis aufgegriffen wird, die eindeutig über die für den persönlichen Bedarf hinausgeht, muss mit einer Gefängnisstrafe von bis zu 14 Jahren rechnen. In der Praxis wird es selten dazu kommen. Das hängt von der Menge des gefundenen Stoffes ab und davon, ob die Ermittler die Verkaufsabsicht eindeutig nachweisen können.
- Der Anbau von Cannabis wird als Produktion einer Droge behandelt, auch hier sind die Gefängnisstrafen entsprechend hoch. Unter anderem entscheidend für das Strafmaß ist die Menge der Ernte, die voraussichtlich aus dem Anbau erzielt wird. Für die Produktion kleine-

rer Mengen, zumal wenn sie nachweisbar eigenen medizinischen Zwecken dienen, wird man wohl in den seltensten Fällen hart bestraft.

- Der gewerbliche Anbau von Nutzhanf ist in Großbritannien legal, falls eine vom Innenministerium ausgestellte und relativ billige Lizenz vorliegt. Es ist vorgeschrieben, dass die Anbauflächen für Hanf nicht in der Nähe von Schulen oder öffentlichen Bereichen liegen. Es dürfen nur die von der EU genehmigten Sorten verwendet werden. Hanfprodukte wie Fasern, Öl und Samen sind legal erhältlich.
- In Großbritannien darf mit allen Hanfsamen gehandelt werden – es ist völlig gleichgültig, ob es sich dabei um THC-haltige Sorten handelt oder nicht. Die Aussaat und Aufzucht jedoch ist ohne Lizenz untersagt.
- Eines der weltweit ersten medizinischen Hanfprodukte stammt aus dem einzigen Unternehmen in Großbritannien, das eine Lizenz für die Herstellung solcher Medikamente hat. *GW Pharmaceuticals* baut jedes Jahr etwa 20 Tonnen medizinischen Hanf an (auf einem geheimen Gelände) und produziert daraus *Sativex*, das mittlerweile in fast der gesamten Europäischen Union zugelassen ist. *Sativex* ist das einzige legale Hanfmedikament in Großbritannien.

In Italien

Der Konsum von Cannabis war in Italien noch nie strafbar, und 1993 entschied eine Volksabstimmung, dass der Besitz von Drogen für den Eigenbedarf entkriminalisiert wird. Zwar ist nach internationalem Recht der Besitz von Cannabis illegal, Mengen für den persönlichen Bedarf jedoch sind geduldet und unterliegen keiner Strafe. Man kann verwarnt werden, bei Minderjährigen kann eine Zwangsbehandlung angeordnet werden.

- Der Verkauf und Handel von Cannabis ist illegal.
- Auch der Anbau von Cannabis ist verboten. Im Jahre 2011 hat das Oberste Gericht Italiens entschieden, dass „der Anbau einer einzigen Hanfpflanze nicht illegal ist, wenn sie für den persönlichen Bedarf bestimmt ist und der Anbau nicht gegen die öffentliche Sicherheit verstößt".
- Für gewerbliche Zwecke ist Hanfanbau seit 2011 erlaubt. Man benötigt dafür eine gültige Lizenz.

- Medizinisches Cannabis kommt aus niederländischen Importen. Es wird in entsprechend autorisierten Apotheken verkauft und darf nur mit einem gültigen Rezept abgegeben werden. Seit Kurzem baut die italienische Armee Cannabis an, die erste Ernte ist bereits eingefahren. Die italienischen Gesundheitsbehörden planen, den medizinischen Hanf für nur etwa 5 Euro pro Gramm an die Patienten abzugeben. (Importware aus den Niederlanden kostet etwa das Achtfache!)

In Spanien

In den einzelnen Regionen Spaniens herrscht Autonomie. Daher gibt es keine nationale Regelung in Sachen „Cannabis". Dennoch kann man generell sagen, dass der Verkauf von Cannabis verboten ist, nicht jedoch der Konsum.

- Da Cannabis nicht in der Öffentlichkeit geraucht werden darf, gab es bis zu einem Urteil im Jahr 2015 zahlreiche private Clubs, in denen das möglich war. Teilweise wurde auch gemeinsam Cannabis angebaut. So gab es beispielsweise in Barcelona mehrere Hundert Marihuana-Clubs.
- Sowohl der Verkauf von Hanfsamen als auch der Anbau von Cannabis sind in Spanien (noch) legal, wenn es im Privaten geschieht und für den Eigenbedarf bestimmt ist. Etliche große Clubs (teilweise mit bis zu tausend Mitgliedern) wurden nach 2015 geschlossen, weil man eben davon ausging, dass dort kommerzieller Handel betrieben wurde; die Betreiber erhielten Haft- und Geldstrafen. Es deutet sich aber derzeit an, dass kleine und eher diskret handelnde Clubs wohl weiter geduldet werden.
- Es muss von staatlicher Seite aus nachgewiesen werden, dass der Anbau dem Handel dient. Zu beachten ist auch, dass es in den einzelnen Regionen Spaniens durchaus unterschiedliche Vorgehensweisen von Polizei, Staatsanwälten und letztlich in der Rechtsprechung gibt.
- Das spanische Strafgesetz unterscheidet nicht zwischen Freizeitkonsum und therapeutischer Anwendung von Marihuana. Vor Gericht allerdings spielt es wohl doch eine entscheidende Rolle – das zeigen etliche Urteile, die in manchen Fällen von einer Strafe absehen, in anderen jedoch durchaus hart ausfallen.

- Derzeit gibt es Bemühungen des spanischen Gesundheitsministeriums, die medizinische Verwendung von Cannabis zu regulieren. *Sativex* ist bereits legal erhältlich und kann von Patienten mit bestimmten Erkrankungen genutzt werden. Das Gesundheitsministerium hat außerdem verfügt, dass *Sativex* verordnet werden kann, wenn Patienten auf übliche Therapien nicht ansprechen.

In Portugal

Seit dem 1. Juli 2001 ist Portugal aus dem „Krieg gegen Drogen“ ausgestiegen. Eine liberale Drogenpolitik sorgt dafür, dass die Konsumenten auch von Cannabis weitgehend entkriminalisiert wurden. Man konzentriert sich auf Prävention und die Hilfe für Drogenabhängige. Das Konzept ist nach wie vor ein großer Erfolg, im Weltdrogenbericht der UNODC wird lobend erwähnt, dass es trotz der „Freigabe“ für den Eigenbedarf keinerlei „Drogentourismus“ gebe und auch die Zahl der Drogenabhängigen nicht gestiegen sei.

Mit dem Gesetz wurde auch genauer definiert, bis zu welchen Mengen das Besitzen und Konsumieren lediglich eine Ordnungswidrigkeit ist (und keine Straftat mehr). Für jede Droge – also auch für Cannabis – wurde ein Richtwert vorgegeben, der sich am Eigenbedarf für 10 Tage orientiert. Aktuell liegt er für Marihuana bei 25 Gramm, für Haschisch bei 5 Gramm.

- Das Gesetz legalisiert den Konsum und Besitz von Cannabis nicht. Er ist nur nicht mehr strafbar.
- Wer mit Cannabis erwischt wird, begeht allerdings lediglich eine Ordnungswidrigkeit (solange der Richtwert eingehalten wurde). Der Konsument ist verpflichtet, vor einem Gremium (das aus einem Arzt, einem Juristen und einem Sozialarbeiter besteht) das eigene Suchtverhalten zu analysieren und sich über Hilfsmaßnahmen zu informieren.
- Der Anbau von Hanf für gewerbliche Zwecke ist seit Neuestem erlaubt, unterliegt aber strengen Auflagen, die sich an den Richtlinien der EU orientieren. Die Hanfpflanzen müssen weniger als 0,2 Prozent THC enthalten.
- Der Anbau von Hanf zu medizinischen Zwecken ist in Portugal seit 2014 erlaubt. Nach Angaben

der nationalen Drogenbehörde Portugals werden die von einer portugiesischen Tochterfirma des britischen Konzerns *GW Pharmaceuticals* angebauten Hanfpflanzen einen THC-Gehalt von weniger als 2 Prozent haben, der CBD-Gehalt liegt höher. Die kanadische Firma *Tiray* hat ebenfalls eine Lizenz für die Produktion in der EU erhalten und baut derzeit in Portugal für 20 Millionen Euro Gewächshäuser und Produktionsflächen auf.

- Seit 2012 ist das medizinische Hanfpräparat *Sativex* in Portugal verfügbar.

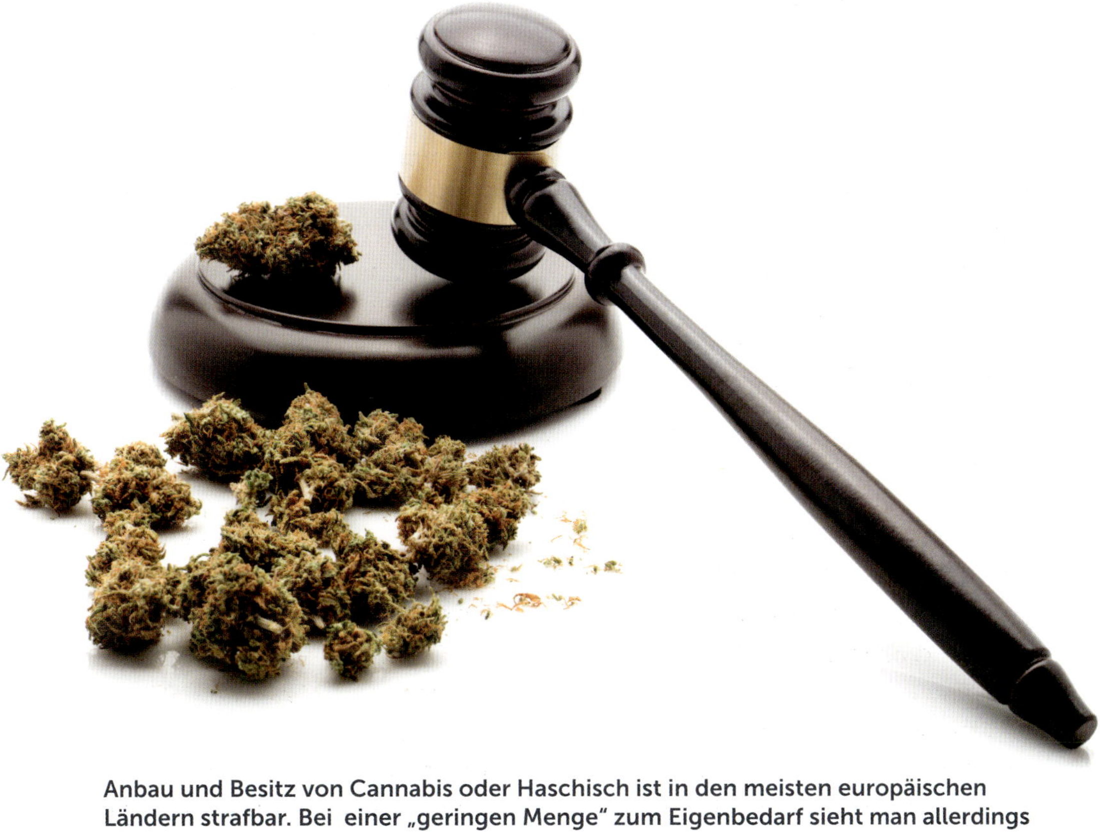

Anbau und Besitz von Cannabis oder Haschisch ist in den meisten europäischen Ländern strafbar. Bei einer „geringen Menge" zum Eigenbedarf sieht man allerdings meist von einer Strafverfolgung ab.

Anhang

Bezugsquellen

Hanfsamen und Hanfsamenöl erhalten Sie in Ihrem Bioladen und in der Bio-Abteilung Ihres Supermarktes.

CBD-Öl können Sie in unterschiedlicher Konzentration online bestellen. Hier hilft Ihnen Ihre Suchmaschine.

Register der Rezepte

Adressen und Websites zum Thema „Hanf“
(Stand: März 2018)

Adressen

Internetseite der ACM (Arbeitsgemeinschaft Cannabis als Medizin e. V.) und IACM (Internationalen Arbeitsgemeinschaft Cannabis als Medizin e. V.):
www.cannabis-med.org
Hier finden sich Informationen zu aktuellen politischen und rechtlichen Entwicklungen, neue Studien und Informationen.

Arbeitsgemeinschaft Cannabis als Medizin e. V. (ACM)
Am Mildenweg 6
D-59602 Rüthen
Fon: +49 (0) 29 52/9 70 85 72
www.cannabis-med.org
Die Arbeitsgemeinschaft Cannabis als Medizin hilft bei Fragen im Zusammenhang mit der medizinischen Verwendung von Cannabis-Produkten und verwandten Themen.

Selbsthilfenetzwerk Cannabis Medizin (SCM)
www.selbsthilfenetzwerk-cannabis-medizin.de
Das SCM ist eine Arbeitsgruppe von Patienten innerhalb der ACM.

Hanfmuseum Berlin
Mühlendamm 5
D-10178 Berlin-Mitte
Fon: +49 (0) 30/2 42 48 27
www.hanfmuseum.de
info@hanfmuseum.de

Bundesinstitut für Arzneimittel und Medizinprodukte
- Bundesopiumstelle -
Kurt-Georg-Kiesinger-Allee 3
D-53175 Bonn
Fon: +49 (0) 2 28/9 93 07 30

www.bfarm.de
Bei der Bundesopiumstelle können Patienten eine Ausnahmegenehmigung zur medizinischen Verwendung von Cannabis beantragen.

International Association for Cannabinoid Medicines **(IACM)**
Am Mildenweg 6
D-59602 Rüthen
Fon: +49 (0) 29 52/9 70 85 71
www.cannabis-med.org

European Industrial Hemp Association **(EIHA)**
Executive Office -
nova-Institut GmbH
Chemiepark Knapsack
Industriestraße 300
D-50354 Hürth
Fon: +49 (0) 22 33/48 14 40
http://eiha.org/

Websites

http://de.wikipedia.org/wiki/Portal:Hanf
www.hanf-oel.org/wirkung/
www.hanfhaus.de/lebensmittel-i-4.html
www.hanf-natur.com/page/shop/browse/category_id/speisehanf-oel
http://www4.salzburg24.at/themen/cannabis-als-medizin-chancen-und-gefahren/
http://hanfjournal.de/
http://sensiseeds.com/de/blog/category/medizinisch/
http://sensiseeds.com/de/blog/category/legal-politik/

Allgemeines

http://hanfverband.de/sites/hanfverband.de/files/dhv_warum_hanf.pdf
www.hanfkultur.com/wp-content/uploads/2016/01/Die-Lustige-Hanffibel-1942.compressed.pdf
www.unodc.org/wdr2017/field/Booklet_3_Plantbased.pdf

http://luxury.rehabs.com/marijuana-rehab/street-names-and-nicknames/
https://weedseedshop.com/de/blog/der-cannabisgebrauch-im-laufe-der-geschichte/
http://antiquecannabisbook.com/chap2B/China/China.htm
http://hashmuseum.com/de/die-pflanze/cannabis-und-kultur/cannabis-und-religion
www.theguardian.com/world/2003/jan/06/science.religion
www.juedische-allgemeine.de/article/view/id/14769
http://de.wikipedia.org/wiki/Rastafari#Religion
www.unodc.org/pdf/convention_1961_en.pdf
https://de.wikipedia.org/wiki/Einheitsabkommen_%C3%BCber_die_Bet%C3%A4ub ungsmittel

Inhaltstoffe

http://kraftmischer.de/hanfsamen-ganz-bio
www.hanf-natur.com/page/shop/site/a/hlS/e/info_rohstoffe
www.hanf-oel.org/inhaltsstoffe/
www.hanf-schnitt-nord.com/shop/bio-hanfprodukte-hanfsamen/bio-hanfsamen-geschaelt-de-oeko-039-500-g/
www.hacando.de/lexikon/inhaltsstoffe-von-hanf/
http://en.wikipedia.org/wiki/Cannabidivarin
http://elixinol.com/de/blog/cannabinoids-explained-part-7-cannabidivarin-cbdv/

Landwirtschaft

http://dipbt.bundestag.de/doc/btd/12/063/1206361.pdf
www.ble.de/SharedDocs/Downloads/DE/Landwirtschaft/Nutzhanf/2017_Info_BtMG.pdf?__blob=publicationFile&v=2
www.ble.de/SharedDocs/Downloads/DE/Landwirtschaft/Nutzhanf/2017_Sortenliste.pdf?__blob=publicationFile&v=3
www.retrobibliothek.de/retrobib/seite.html?id=107649
www.retrobibliothek.de/retrobib/seite.html?id=45546
http://sensiseeds.com/de/blog/die-maennlichen-pflanzen-nicht-nutzlos-wie-viele-denken/

Aminosäuren

www.lykon.de/magazin/gesundheit/biomarker/aminosaeuren
http://xn—aminosure-02a.org/

Ernährung

http://hanfsamen.wordpress.com/2008/05/29/hanffaser/
http://ushempcomuseum.com/the-future/sample-page/
http://citeseerx.ist.psu.edu/viewdoc/download?doi=10.1.1.194.9876&rep=rep1&type=pdf
http://schrotundkorn.de/ernaehrung/lesen/200607e03.html

Gesundheit

http://gesunex.de/hanfoel-eine-wohltat-fuer-die-haut-und-unseren-organismus/26199/
www.pharmazeutische-zeitung.de/index.php?id=68139
www.mhra.gov.uk/home/groups/par/documents/websiteresources/con2033379.pdf
www.cannabis-med.org/index.php?lng=de
https://www.swr.de/-/id=14671262/property=download/nid=660374/aiuuzr/swr2-wissen-20150113.pdf
www.gorter-model.org/robert-gorter-first-years-discovering-bio-medical-effects-cannabis-medical-student-amsterdam/

60 Studien zu Cannabis und Krebs

http://1000seeds.info/wordpress/60-studien-die-die-wirksamkeit-von-cannabis-bei-der-behandlung-von-krebs-zeigen/

Rechtliche Situation

http://hanfverband.de/themen/recht-und-urteile
http://de.wikipedia.org/wiki/Rechtliche_Aspekte_von_Hanf
www.hanfsamenladen.com/gesetzeslage-cannabis
www.juraforum.de/ratgeber/betaeubungsmittelrecht/besitz-von-marihuana-was-sind-eigenbedarf-geringe-menge
www.gesetze-im-internet.de/alg/index.html
www.ble.de/SiteGlobals/Forms/Suche/Servicesuche_Formular.html?nn=8903894&resourceId=8908638&input_=8903894&pageLocale=de&templateQueryString=Hanf&submit.x=0&submit.y=0
www.hempopedia.com/rechtlicheaspekte/gesetzeslageinoesterreich.html
www.ris.bka.gv.at/GeltendeFassung.wxe?Abfrage=Bundesnormen&Gesetzesnummer=10011040
www.admin.ch/opc/de/classified-compilation/19981989/index.html

www.blw.admin.ch/blw/de/home/nachhaltige-produktion/pflanzliche-produktion/hanf.html

http://sensiseeds.com/de/blog/sativex-nun-ganz-europa-erhaeltlich-da-der-widerstand-gegen-medizinischen-cannabis-schwindet/

www.publico.pt/2017/02/08/sociedade/noticia/portugal-tem-duas-plantacoes-de-opio-e-uma-de-cannabis-ha-mais-dois-pedidos-em-lista-de-espera-1761040

www.deutsche-apotheker-zeitung.de/news/artikel/2017/01/31/erstes-gmp-zertifikat-fuer-medizinal-cannabis-vergeben

www.gov.uk/penalties-drug-possession-dealing

http://sensiseeds.com/de/blog/eine-neue-aera-fuer-die-cannabis-clubs-spanien/

https://www.bfarm.de/DE/Bundesopiumstelle/Cannabis/Cannabisagentur/_node.html

www.bfarm.de/DE/Bundesopiumstelle/Cannabis/Hinweise_Aerzte/_node.html

Studien zum Thema „Hanf als Medikament“

Metastudie: The Health Effects of Cannabis and Cannabinoids
www.nap.edu/read/24625/chapter/1#xiv

Hempseed as a nutritional resource: An overview: J.C. Callaway
www.fao.org/fsnforum/sites/default/files/discussions/contributions/Hempseed_as_a_nutritional_resource-_An_overview_2.pdf

Effect of Hempseed (*Cannabis sativa sp.*) Inclusion to the Diet on Performance, Carcass and Antioxidative Activity in Japanese Quail (*Coturnix coturnix japonica*):
www.ncbi.nlm.nih.gov/pmc/articles/PMC4597843/

A Micropropagation System for Cloning of Hemp (Cannabis Satival L.) by Shoot Tip Culture:
http://themodern.farm/studies/Tissue%20Culturing/micropropogation-cloning-hemp-shoot-tip-cultures.pdf

Assessment of Exposure to and Human Health Risk From THC and other Cannabinoids in Hemp Foods
www.researchgate.net/profile/Franjo_Grotenhermen/publication/238102733_ASSESSMENT_OF_EXPOSURE_TO_AND_HUMAN_HEALTH_RISK_FROM_THC_AND_OTHER_CANNABINOIDS_IN_HEMP_FOODS/links/02e7e52d2a69b4c663000000/ASSESSMENT-OF-EXPOSURE-TO-AND-HUMAN-HEALTH-RISK-FROM-THC-AND-OTHER-CANNABINOIDS-IN-HEMP-FOODS.pdf

Ernährungsphysiologische Bedeutung von Hanfprodukten unter besonderer Berücksichtigung regionaler Aspekte
www.hanfland.at/wp-content/uploads/2014/08/Schweng.pdf
Physiologische Grundlagen der Akkumulation von Schwermetallionen beim Faserhanf (*Cannabis sativa* L.) und das Nutzungspotential bei der Phytoremediation
www.deutsche-digitale-bibliothek.de/binary/RDC5Y4BEFD7QWYHDTLAGB2Q3PA4KG36U/full/1.pdf
Anti-Obesity Drugs: A Review about Their Effects and Safety
www.ncbi.nlm.nih.gov/pmc/articles/PMC3283822/
Cannabidivarin-rich cannabis extracts are anticonvulsant in mouse and rat via a CB_1 receptor-independent mechanism
http://onlinelibrary.wiley.com/doi/10.1111/bph.12321/full

Cannabis zur Behandlung von Alzheimer

www.jneurosci.org/content/25/8/1904.abstract
www.israelnationalnews.com/News/News.aspx/125564#.UoX85avLrYs
www.ncbi.nlm.nih.gov/pmc/articles/PMC2562334/

Cannabis zur Behandlung von Schlaganfall

www.ncbi.nlm.nih.gov/pmc/articles/PMC3165949/

Cannabis zur Behandlung von Obsessionen

www.researchgate.net/publication/5470606_Improvement_in_Refractory_Obsessive_Compulsive_Disorder_With_Dronabinol

Cannabis zur Behandlung von Gehirnkrebs

http://jpet.aspetjournals.org/content/308/3/838.full
www.jneurosci.org/content/21/17/6475.abstract
www.ncbi.nlm.nih.gov/pmc/articles/PMC2360617/
www.ncbi.nlm.nih.gov/pubmed/21220494

Cannabis zur Behandlung von Brustkrebs

www.ncbi.nlm.nih.gov/pubmed/16728591
www.ncbi.nlm.nih.gov/pubmed/20859676

www.ncbi.nlm.nih.gov/pubmed/20649976
www.ncbi.nlm.nih.gov/pmc/articles/PMC20983/

Cannabis zur Behandlung von Lungenkrebs
www.nature.com/onc/journal/v27/n3/abs/1210641a.html
www.ncbi.nlm.nih.gov/pubmed/22198381
www.ncbi.nlm.nih.gov/pubmed/21097714

Cannabis zur Behandlung von Prostatakrebs
www.ncbi.nlm.nih.gov/pmc/articles/PMC3339795/
www.ncbi.nlm.nih.gov/pubmed/12746841
www.ncbi.nlm.nih.gov/pubmed/22594963

Cannabis zur Behandlung von Blutkrebs
www.ncbi.nlm.nih.gov/pubmed/16936228
www.ncbi.nlm.nih.gov/pubmed/16908594
www.ncbi.nlm.nih.gov/pubmed/18546271

Cannabis zur Behandlung von Mundkrebs
www.ncbi.nlm.nih.gov/pubmed/20516734

Cannabis zur Behandlung von Leberkrebs
www.ncbi.nlm.nih.gov/pubmed/21475304

Cannabis zur Behandlung von Bauchspeicheldrüsenkrebs
www.ncbi.nlm.nih.gov/pubmed/16818650

Cannabis zur Behandlung von chronischen Schmerzen
www.ncbi.nlm.nih.gov/pubmed/18688212
www.ncbi.nlm.nih.gov/pubmed/18073554
www.ncbi.nlm.nih.gov/pubmed/21426373
www.ncbi.nlm.nih.gov/pubmed/26385201
http://qprn.ca/en/largest-study-long-term-safety-cannabis-treatment-chronic-pain-published-team-led-mark-ware
www.jpain.org/article/S1526-5900(15)00837-8/fulltext

Cannabis zur Behandlung von Diabetes

www.sciencedirect.com/science/article/pii/S0002934313002003
http://bmjopen.bmj.com/content/2/1/e000494
www.ncbi.nlm.nih.gov/pubmed/15342139
www.ncbi.nlm.nih.gov/pubmed/16698671
www.ncbi.nlm.nih.gov/pubmed/16400026

Cannabis zur Behandlung von Epilepsie

www.ncbi.nlm.nih.gov/pubmed/19906779
www.ncbi.nlm.nih.gov/pubmed/22970845
www.ncbi.nlm.nih.gov/pubmed/22178327

Cannabis zur Behandlung von Fibromyalgie

www.plosone.org/article/info%3Adoi%2F10.1371%2Fjournal.pone.0018440

Cannabis zur Behandlung von Magen-Darm-Erkrankungen

www.ncbi.nlm.nih.gov/pubmed/11358910
www.ncbi.nlm.nih.gov/pubmed/16083701
www.ncbi.nlm.nih.gov/pubmed/16751708
www.ncbi.nlm.nih.gov/pubmed/21795981
www.ncbi.nlm.nih.gov/pmc/articles/PMC4053165/
www.ncbi.nlm.nih.gov/pubmed/23648372

Cannabis zur Behandlung von HIV

www.ncbi.nlm.nih.gov/pubmed/17364413
www.ncbi.nlm.nih.gov/pubmed/17589370
www.ncbi.nlm.nih.gov/pubmed/12965981

Cannabis zur Behandlung von multipler Sklerose

www.ncbi.nlm.nih.gov/pubmed/2709054
www.ncbi.nlm.nih.gov/pubmed/15327040
www.ncbi.nlm.nih.gov/pubmed/16186518
www.ncbi.nlm.nih.gov/pubmed/15327041
www.ncbi.nlm.nih.gov/pubmed/21362108
www.ncbi.nlm.nih.gov/pubmed/22791906

Cannabis zur Behandlung von PTBS
www.ncbi.nlm.nih.gov/pubmed/23670490
www.ncbi.nlm.nih.gov/pmc/articles/PMC3445738/

Cannabis zur Behandlung von Harninkontinenz
www.ncbi.nlm.nih.gov/pubmed/12617376
www.ncbi.nlm.nih.gov/pubmed/15327041

Cannabis zur Behandlung von Allergien
www.ncbi.nlm.nih.gov/pubmed/17556587

Cannabis zur Behandlung von Glaukom
www.sciencedirect.com/science/article/pii/S0002939406009068

Cannabis und Sterblichkeitsrate
www.ncbi.nlm.nih.gov/pmc/articles/PMC1380837/

Cannabis und langfristiger Gebrauch bei jungen Erwachsenen
http://onlinelibrary.wiley.com/doi/10.1046/j.1360-0443.2002.00120.x/abstract
www.ncbi.nlm.nih.gov/pubmed/17662880

Cannabis als Einstiegsdroge
www.ncbi.nlm.nih.gov/pubmed/12472629

Literaturverzeichnis

Archuleta, Alan: *The Gospel of Hemp. How Hemp Can Save Our World.* BookBaby, Pennsauken/NY 2012

Behr, Hans-Georg: *Von Hanf ist die Rede. Kultur und Politik einer Droge.* Rowohlt Verlag, Reinbek 1995

Buchhalter, Mayoori, und Daniel Kruse: *Hanf. Kochen mit Hanfnüssen und Hanföl.* Heel Verlag, Königswinter 2010

Der Gelbe Kaiser. Das Grundlagenwerk der Traditionellen Chinesischen Medizin. Knaur Verlag, München 2011

Die lustige Hanffibel. Agentur-neues-Denken, Bochum 2017 (aus dem Jahr 1942, herausgegeben seinerzeit vom Reichsnährstand Berlin; siehe auch *https://archive.org/stream/DieLustigeHanffibel#page/n15/mode/2up* und *www.hanfkultur.com/die-lustige-hanffibel-von-1942/*)

Erasmus, Udo: *Fats that heal, Fats that kill.* Alive Books, 1993

Frazier, Jack: *The Marijuana Farmers. Hemp Cults and Cultures.* Solar Age Press, 1974

Grotenhermen, Franjo Dr. med.; Berger, Markus, und Kathrin Gebhard: *Cannabidiol (CBD). Cannabis-Haltiges Compendium.* Nachtschatten Verlag, Solothurn/CH 2015

Grotenhermen, Franjo Dr. med.: *Cannabis gegen Krebs. Der Stand der Wissenschaft und praktische Folgerungen für die Therapie.* Nachtschatten Verlag, Solothurn/CH 2017

Grotenhermen, Franjo Dr. med.: *CBD. Ein Cannabinoid mit Potenzial.* Nachtschatten Verlag, Solothurn/CH 2017

Grotenhermen, Franjo Dr. med.: *Hanf als Medizin. Ein praxisorientierter Ratgeber.* Nachtschatten Verlag, Solothurn/CH 2015

Heinse, Johann Philipp (Hrsg.): *Hausmittel-Apotheke. Eine Sammlung der besten und wirksamsten Heil- und Hilfsmittel gegen die meisten und am häufigsten vorkommenden Krankheiten, Gebrechen und Unglücksfälle der Menschen. Ein Noth- und Hilfsbuch für Familienväter, Hausmütter und Auswanderer. Nebst Anweisungen über die Bereitung und den Gebrauch der verschiedenen Arten von Säften, Salben, Musen, Tränken, Tisanen und Aufgüssen. Als freundliche Zugabe Hufeland's Haus- und Reiseapotheke.* Blumenau, 1838. (Siehe auch unter *https://books.google.de/books?id=Sic9AAAAcAAJ&pg=PR1&lpg=PR1&dq=johann+Heinse+hausmittelapotheke&source=bl&ots=IYIry_uutf&sig=YfUoaPO6jDF99OY9-kyZG3QPUXM&hl=de&sa=X&ved=0ahUKEwielc_41IbYAhWGxxQKHUw*

QBFEQ6AEIMDAB#v=onepage&q=johann%20Heinse%20hausmittelapotheke&f =false)

Herer, Jack, und Mathias Bröckers: *Die Wiederentdeckung der Nutzpflanze Hanf*. Nachtschatten Verlag, Solothurn/CH 2017 (Auflage zuvor: Zweitausendeins Verlag, Leipzig 2004)

Krist, Sabine: *Lexikon der pflanzlichen Fette und Öle*. Springer Verlag, Berlin 2013

Lauer, Bernhard (Hrsg.): *Das Deutsche Wörterbuch von Jacob und Wilhelm Grimm. Ein wissenschaftliches Symposion der Brüder Grimm-Gesellschaft e. V. aus Anlass des 150-jährigen Jubiläums des Erscheinens der ersten Lieferung (1852)*. 2003

Müller, Irmgard: *Die pflanzlichen Heilmittel der Hildegard von Bingen. Heilwissen aus der Klostermedizin*. Herder Verlag, Freiburg 2008

Rätsch, Christian: *Hanf als Heilmittel. Ethnomedizin, Anwendungen und Rezepte*. Nachtschatten Verlag, Solothurn/CH 2016 (E-Book)

Ramsdorf, Edmund: *Sammlung vorzüglicher Hausmittel*. Severus Verlag, Hamburg 2011 (Nachdruck der Ausgabe von 1925)

Rubin, Saul: *Offbeat marijuana. The Life and Times of the World's Grooviest Plant*. Santa Monica Press, Solana Beach/CA 1999

Sagan, Carl: *Die Drachen von Eden. Das Wunder der menschlichen Existenz*. Droemer-Knaur Verlag, München 1978

Sommer, Johanna. *Hanfsamen. 30 ausgewählte Rezepte*. Electric Elephant Publishing, 2016 (E-Book)

Zimmer, Lynn; Bröckers, Mathias, und John P. Morgen: *Cannabis Mythen – Cannabis-Fakten. Eine Analyse der wissenschaftlichen Diskussion*. Nachtschatten Verlag, Solothurn/CH 2012 (E-Book)

Korrektorat: Petra Westermann
Innenlayout: Kurt Liebig
Satz: Rosi Weiss
Umschlaggestaltung: Rosi Weiss
Coverfoto: Elena Schweitzer, Parilov/Shutterstock.com
Druck: Finidr s. r. o., Český Těšín/Tschechien

Hans-Nietsch-Verlag
Schauinslandstr. 136 h
79100 Freiburg

www.nietsch.de
info@nietsch.de

ISBN 978-3-86264-706-4

Fotos und Illustrationen: Seite 4-5: Lukas Gojda, Africa Studio/Shutterstock.com; Seite 8: Marzolino/Shutterstock.com; Seite 9: © akg-image /De Agostini Biblioteca Ambrosiana; Seite 12: © von Asqueladd [CC BY-SA 3.0 Https://creativecommons.org/licenses/by-sa/3.0)], vom Wikimedia Commons; Seite 13: © von Spedona, https://commons.wikimedia.org/wiki/File:Blason_ville_fr_Chennevi%C3%A8res-sur-Marne_(Val-de-Marne).svg; Seite 15: © akg-images/Science Photo Library; Seite 18: © natagolubnycha/Fotolia; Seite 19, 42 [Olexander Usik/123.rf.com; Seite 21: Canna Obscura/Shutterstock.com; Seite 22: Marzolino/Shutterstock.com; Seite 27: © Roland and Sabrina Michaud/akg-images; Seite 29: © Roland and Sabrina Michaud/akg-images; Seite 35, 36: © akg-images; Seite 38: © [Andrea De Martin]/123.rf.com; Seite 40: © [nevodka]/123.rf.com; Seite 41: © Mantonature, THEPALMER/istockphoto.com; Seite 43: © [montypeter, Michael Thompson]/123.rf.com; Seite 44: Chris Alleaume /Shutterstock.com; Seite 45, 47: Jka /Shutterstock.com; Seite 46: © Creative-Family/istockphoto.com; Seite 49: © Mantonature/istockphoto.com; Seite 50: Africa Studio/Shutterstock.com; Seite 63: NADK/Shutterstock.com; Seite 64: © [nevodka]/123.rf.com; Seite 66: © [morisfoto]/123.rf.com; Seite 68: Manfred Ruckszio/Shutterstock.com; Seite 69: © [kostrez]/123.rf.com; Seite: 71: © Hans Nietsch; Seite 74: Africa Studio/Shutterstock.com; Seite 75: ElRoi/Shutterstock.com; Seite 76: picturepartners/Shutterstock.com; Seite 78, 79: © Boarding1Now/istockphoto.com; Seite 80: © [Natasha Breen]/123.rf.com; Seite 81: © [Svitlana Tereshchenko, belchonock]/123.rf.com; Seite 85: Merkushev Vasiliy/Shutterstock.com; Seite 86: Africa Studio/Shutterstock.com; Seite 87: wasanajai/Shutterstock.com; Seite 88: © [luckybusiness]/123.rf.com; Seite 89: © [Nikolay Litov]/123.rf.com; Seite 92: © [serezniy]/123.rf.com; Seite 94: visivastudio/Shutterstock.com; Seite 103: Mitch M/Shutterstock.com; Seite 104: Doug Shutter/Shutterstock.com; Seite 105: PopFoto/Shutterstock.com; Seite 106: © Jedraszak, eskymaks/istockphoto.com; Seite 108: Flapas/Shutterstock.com; Seite 109: Lifestyle discover/Shutterstock.com; Seite 110: ann131313/Shutterstock.com; Seite 110: ann131313/Shutterstock.com; Seite 113: Doug McLean/Shutterstock.com; Seite: 114: © Thom_Morris/istockphoto.com; Seite: 115: © Monica Click/istockphoto.com; Seite 119: Roxana Gonzalez/Shutterstock.com; Seite 121: Steve Ikeguchi/Shutterstock.com; Seite 122: PopFoto/Shutterstock.com; Seite 125: © cendeced/Fotolia; Seite 126: Cascade Creatives/Shutterstock.com; Seite: 131: © [Tyson Anderson]/123.rf.com; Seite 136: Africa Studio/Shutterstock.com; Seite 145: Bruce Weber/Shutterstock.com